海外館藏中醫古籍珍善本輯存（第一編）

第三册

劉金柱　羅　彬　主編

醫學正傳（二）

廣陵書社

醫經醫理類

醫學正傳（二）

卷四—六

〔明〕虞摶 編集　寬永十一年刻本

醫學五書（二）

醫學正傳

京板校正大字醫學正傳卷之四目録

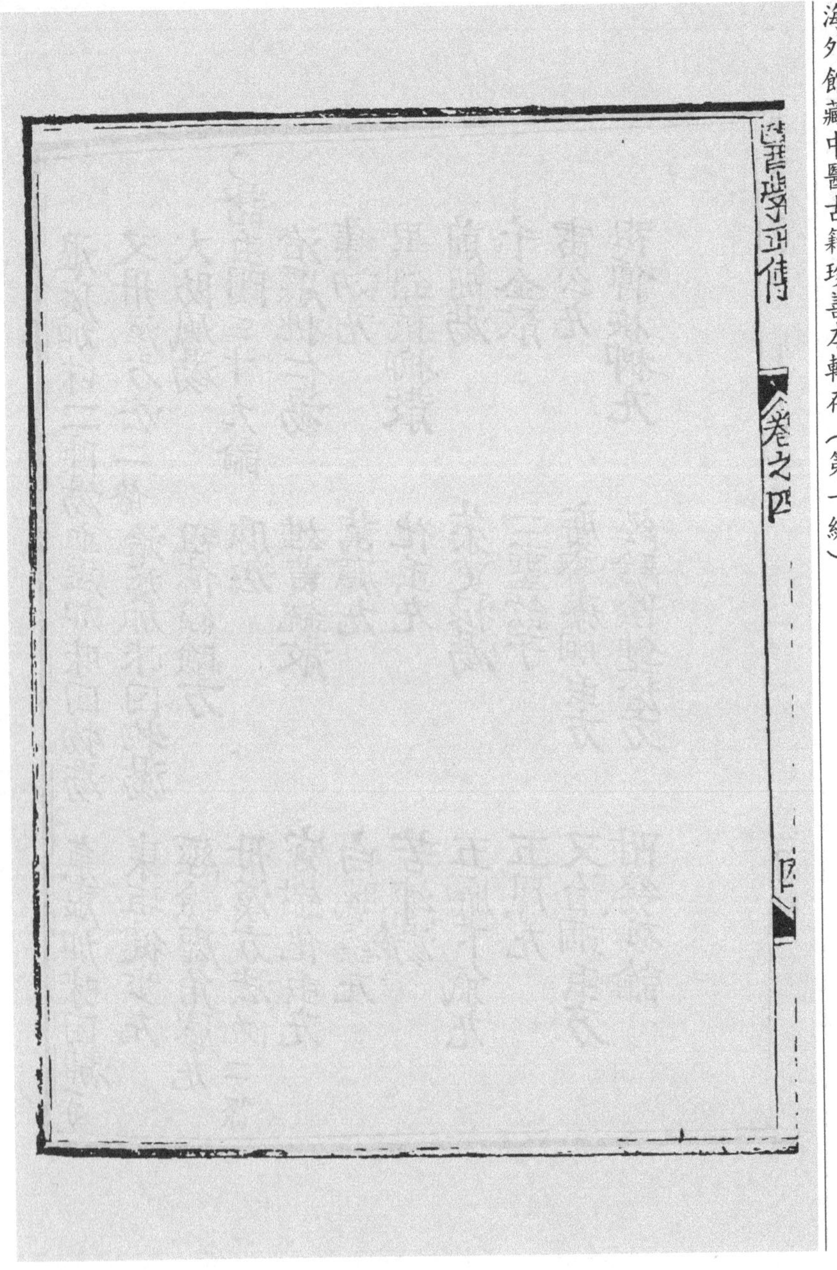

醫學正傳　卷之四　四

京板校正大字醫學正傳卷之四

花溪恒德老人虞　摶天民編集
姪孫虞守愚惟明校正
金陵三山街書肆松亭吳江繡梓

眩運　二十八

論

內經曰諸風掉眩皆屬肝木又曰歲木太過風氣流行脾土受邪民病飧泄食減甚則忽忽善怒眩冒巔疾雖為氣化之所使然未必不由氣體之虛衰耳其為氣虛肥白之人濕痰滯於上陰火起於下是以痰挾虛火上衝頭目正氣不能勝敵故忽然眼黑生花若坐舟車而旋運也甚而至於卒倒無所知者有之丹溪所謂無痰不能作眩者政謂此也若夫黑瘦之人軀體薄弱真水虧欠或勞役過度相火上炎亦有時

時眩運何濕痰之有哉大抵人肥白而作眩者治宜清痰降火為先而兼補氣之藥人黑瘦而作眩者治宜滋陰降火爲要而帶抑肝之劑抑攷內經有曰風勝則地動風木太過之歲亦有因其氣化而為外感風邪而眩者治法宜祛風順氣伐肝降火為良策焉外有因嘔血而眩冒者胸中有死血迷閉心竅而然是宜行血清心自安醫者宜各類推而治之無有不痊者也

脉法

左手脉數熱多　　脉澀而芤有死血

右手脉實有痰積　　脉虛大必是久病

左手人迎脉緩而浮大者屬風

方法　丹溪方法凡三條

丹溪曰痰在上火在下火炎上而動其痰也此證屬痰者多

蓋無痰不能作眩也雖有因風者亦必有痰又曰火動其痰二陳湯加黄芩蒼朮羌活挾氣虛者亦必治痰爲主兼補氣降火藥

○去血過多而眩運者芎歸湯

河間 ○眩運不可當者以大黄酒炒爲末茶清調下急則治其標也

○防風通聖散治風熱眩運方見中風門

東垣 ○半夏白朮天麻湯治風痰眩運方見頭痛門

丹溪 ○加味六君子湯治氣虛痰盛兼挾風邪眩運不休者

陳皮去白一錢　半夏湯泡透一錢半　茯苓一錢　甘草半錢炙

荊芥穗半錢

右細切作一服加生姜三片大棗二枚水二盞煎至一盞去粗入竹瀝一大匙温服

良方 ○六合湯治風虛眩運

四物湯加藁本羌活爲佐水煎服之

嚴氏方　〇玉液湯治七情感動氣鬱生涎隨氣上衝頭目眩運心嘈忪悸眉稜骨痛

大半夏湯泡七次

右以一味薄切成片每服四錢加生姜十片煎入沉香磨水一呷服尤効

嚴氏方　〇芎朮湯治冒雨中濕眩運嘔逆頭痛不食等證

川芎　半夏泡透　白朮各一錢　甘草六分

右細切作一服加生姜七片水一盞半煎至一盞溫服

本事方　〇川芎散治風眩運

山茱萸去核一兩　山藥　甘菊花　人參　茯神　小芎藭各半兩

右爲細末每服二錢溫酒調下

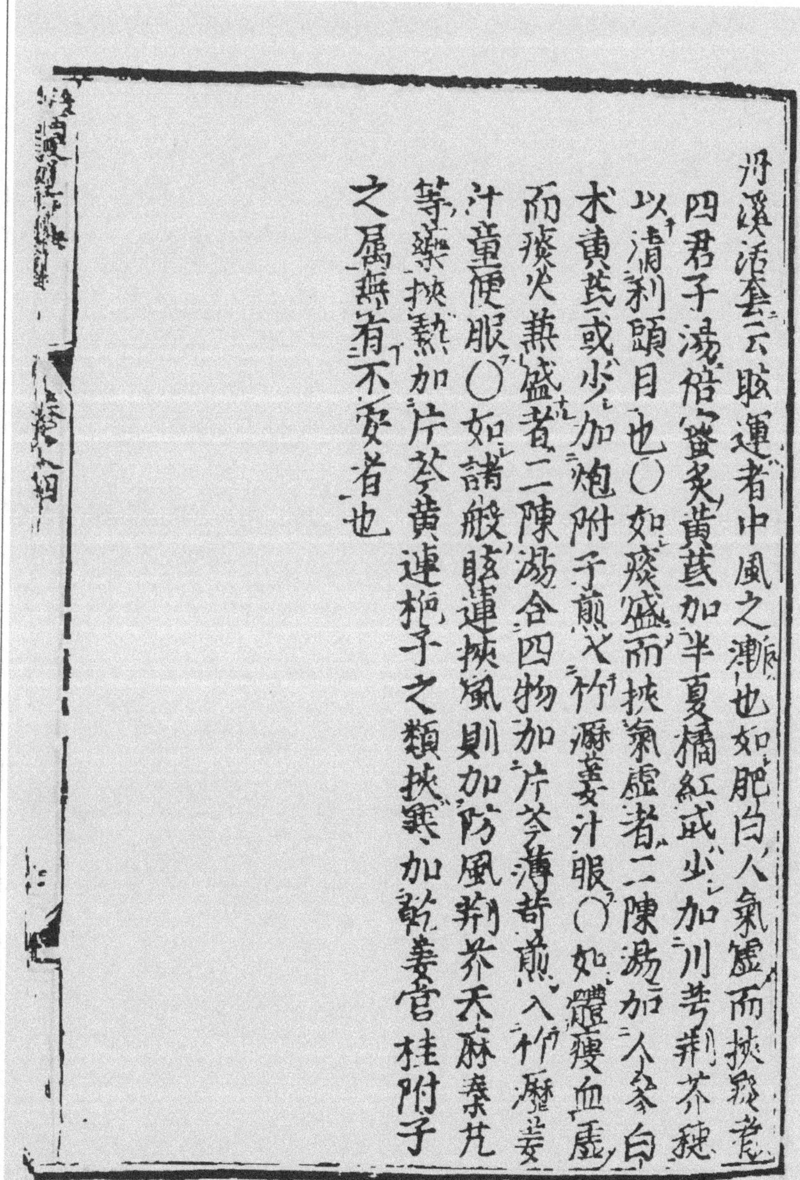

丹溪活套云眩運者中風之漸也如肥白人氣虛而挾痰者四君子湯倍蜜炙黄芪加半夏橘紅或少加川芎荆芥穗以清利頭目也○如痰盛而挾氣虛者二陳湯加人參白术黄芪或少加炮附子煎入竹瀝薑汁服○如體瘦血虛而痰火兼盛者二陳湯合四物加片芩薄荷煎入竹瀝姜汁童便服○如諸般眩運挾風則加防風荆芥天麻秦艽等藥挾熱加片芩黄連梔子之類挾寒加乾姜官桂附子之屬無有不愈者也

頭痛 二十九

論

内經曰心沐中風則為首風又曰首風之狀頭面多汗惡風
當先風一日則病甚頭痛不可以出内至其風日則病少愈
東垣曰金匱真言論曰東風生於春病在肝腧在頸項故春
氣者病在頭又諸陽會於頭面夫風從上受之風寒傷上邪
從外入客於經絡令人振寒頭痛身重惡寒治在風池風府
調其陰陽不足則補有餘則瀉瀉之則愈此傷寒頭痛也頭
痛耳鳴九竅不利者腸胃之所生乃氣虛頭痛也心煩頭痛
者病在耳中過在手巨陽少陰乃濕熱頭痛也如氣上不下
頭痛巔疾者下虛上實也過在足少陰巨陽甚則入腎寒濕
頭痛也如頭半寒痛者先取手少陽陽明後取足少陽陽明
此偏頭痛也有真頭痛者甚則腦盡痛手足寒至節者死不

治有厥逆頭痛者所犯大寒內至骨髓髓者以腦為主腦逆
故令頭痛齒亦痛也凡頭痛皆以風藥治之者總其大體而
言之也高巔之上惟風可到故味之薄者陰中之陽乃自地
升天者也然亦有三陰三陽之異故太陽頭痛惡風脈浮緊
川芎羌活獨活麻黃之類為主陽明頭痛自汗發熱惡寒脈
浮緩長實者升麻葛根石膏白芷為主太陰頭痛必有痰體
重或腹痛為痰癖其脈沉緩蒼朮半夏南星為主少陰經頭
痛三陰三陽經不流行而足寒氣逆為寒厥其脈沉細麻黃
細辛附子為主厥陰頭項痛或吐痰沫厥冷其脈浮緩吳茱
萸湯主之血虛頭痛川歸川芎為主氣虛頭痛人參黃芪為
主氣血俱虛頭痛調中益氣湯少加川芎蔓荊子細辛其效
如神白朮半夏天麻湯治痰厥頭痛藥也清空膏治風濕熱
頭痛藥也羌活附子湯治厥陰頭痛藥也如濕氣在頭者以

苦藥吐之不可執方而治先師嘗病頭痛發時面頰青黃暈眩目不欲開懶言身體沉重兀兀欲吐潔古曰此厥陰太陰合病名曰風痰頭痛以局方玉壺丸治之更灸俠溪穴即愈是知方者體也法者用也徒執體而不知用者弊體用不失可謂上工矣學者其可執一而不知變乎

脈法

內經曰寸口脈中短者頭痛也

脉經曰陽弦則頭痛又曰寸口脈浮中風發熱頭痛

脈緊頭痛是傷寒　脈緊上寸口者傷風頭痛

脈訣云頭痛短濇應須死浮滑風痰皆易除

方法丹溪方法凡七條

丹溪曰頭痛多主於痰痛甚者火多宜清痰降火

〔一〕勞役下虛之人似傷寒發熱汗出兩太陽穴痛甚此相火自

下衝上宜補中益氣湯加川芎當歸甚者加知母蔓荊子
細辛
○諸經氣滯亦作頭痛宜分經理氣處治
○偏頭風在左右屬痰屬熱痰用蒼朮半夏熱用酒制片黄芩在
左屬風及血虛風用荊芥薄荷或云荊芥薄荷是頭痛要藥宜識證加用血虛
用芎歸芍藥酒黄柏諸家不分所屬故藥多不效少陽偏
頭痛者多大便秘或可下之
○一方治風濕熱頭痛神效
片芩一兩酒制炒　蒼朮　羌活　防風各伍錢
蒼耳子　三錢　細辛二錢
右為細末以生姜一片擂細和藥末三錢搗勻茶清調下
一方有生甘草酒連川芎炒半夏麯白芷防風細辛
○一方治少年強壯人氣實有痰或頭暈而重痛立效

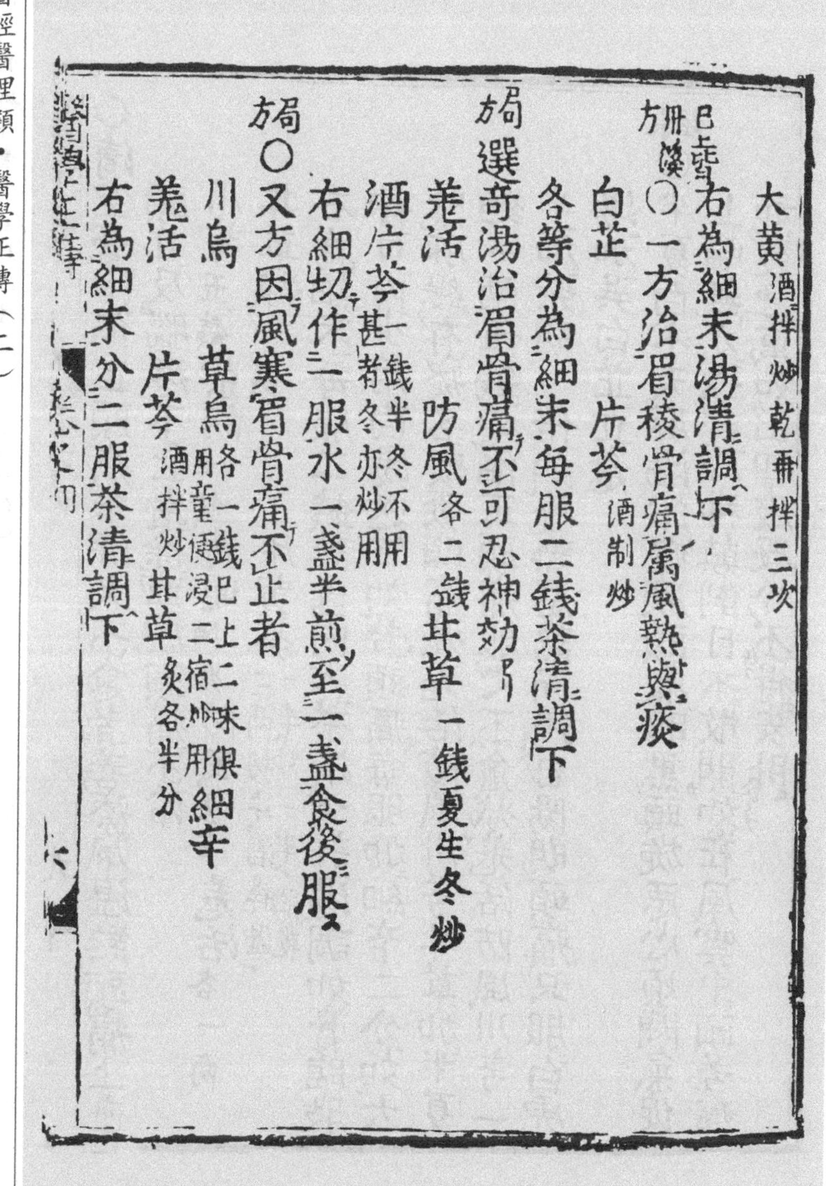

大黃酒拌炒乾再拌三次

已上奇 右為細末湯清調下

丹溪方 ○一方治眉稜骨痛屬風熱與痰

白芷　片芩酒制炒

各等分為細末每服二錢茶清調下

局方 選奇湯治眉骨痛不可忍神効

羌活　防風各二錢　甘草一錢夏生冬炒

酒片芩一錢半冬不用甚者冬亦炒用

右細切作一服水一盞半煎至一盞食後服

局方 ○又方因風寒眉骨痛不止者

川烏　草烏各一錢已上二味俱用童便浸二宿炒用　細辛

羌活　片芩酒拌炒　甘草炙各半分

右為細末分二服茶清調下

○清空膏　治偏正頭痛年深久不愈者又治風濕熱頭痛上壅頭目及腦疼不止者除血虛頭痛不治

川芎五錢　柴胡七錢　黃連酒炒　防風去芦　羌活各一兩

甘草半炙一兩　片黃芩三兩切片酒拌濕一半炒一半曬乾

右為細末每服二錢熱盞內入茶清少許湯調如膏臨臥抹口內少用白湯送下　如若頭痛每服加細辛二分　如大陰脉緩有痰名痰厥頭痛減羌活防風川芎甘草加半夏麯一兩伍錢　如偏正頭痛服之不愈減羌活防風川芎一半加柴胡一倍　如發熱惡熱而渴自陽明頭痛只服白虎湯加呉白芷立愈

東垣○半夏白朮天麻湯　治痰厥頭痛眼黑頭旋惡心煩悶氣促上喘無力以言心神顛倒目不敢開如在風雲中頭苦痛如裂身重如山四肢厥冷不得安卧

黄栢一分半　乾姜二分　澤瀉　白茯苓
天麻　黄芪　人參　蒼朮各三分半
神麯炒　白朮各五分　麥蘗麪　半夏湯去皮臍
橘紅各七分半

右細切作一服水二盞加生姜二片煎至一盞去柤稍熱服食前可一服而愈此頭痛苦甚謂之足太陰痰厥頭痛非半夏不能除眼黑頭旋風虛內作非天麻不能療黄芪甘温瀉火補氣實表止汗人參甘温瀉火補中益氣二朮俱苦甘温除濕補中澤瀉茯苓利小便導濕橘皮苦温益氣調中神麯消食蕩胃中滞氣大麥蘗寛中助脾乾姜辛熱以滌中寒黄栢苦辛以療冬天小火在泉發躁也

東垣○安神湯治頭痛頭旋眼黒
生甘草　炙甘草各二分　防風二分半　柴胡

升麻　生地黄酒浸洗　知母五分酒浸炒　黄柏酒拌炒

羌活各一錢　黄芪一錢半

右細切作二服水二盞煎至一盞半加蔓荆子五分川芎

三分再煎至一盞去渣臨卧稍熱服

東垣○徹青膏

蔓荆子　細辛各一錢　薄荷葉　川芎各三錢

生甘草　炙甘草各五錢　藁本一兩

右為細末每服二錢食後茶清調下

東垣○川芎散治頭目不清利

川芎五錢　柴胡七錢　羌活　防風

藁本　生甘草　升麻各一兩　炙甘草

生地黄各半一兩　酒黄連炒　酒片芩各二兩

右為細末每服二錢食後茶清調下

東垣〇白芷散 一名紫金散 治諸熱苦頭痛

鬱金一錢 白芷 石膏各二錢 雄黄

芒硝 薄荷葉各三錢

右為細末口含水鼻内搐之

東垣〇羌活清空膏

蔓荊子一錢 黄連三錢 羌活 防風 甘草各四錢

片芩一兩

右為細末每服一錢茶清調下食後或臨卧服之

東垣〇清上瀉火湯 昔有人年少時氣弱常於氣海三里穴節次灸之至年老成熱厥頭痛雖冬天太寒喜寒風風吹之頭痛即愈略來爆處或見煙火其痛復作此灸之過也

荊芥穗 川芎各二分 蔓荊子 當歸身

蒼术各三分 酒黄連 生地黄 藁本各四分

生甘草二分 升麻 防風各三分半 酒黄栢

炙甘草 黄芪各五分 酒黄芩 酒知母各七分

羌活八分 柴胡一錢 細辛二分 酒紅花少許

右細切作一服水二盞煎至一盞去柤食後稍熱服

東垣 ○細辛散 治偏正頭痛

細辛 瓦粉各二分 生黄芩 芍藥各三分半

酒黄連 川芎各半錢 炒黄芩酒炒 甘草炙各八分

柴胡去芦一錢

右細切作一服水一盞半煎至一盞食後或臨卧服

東垣 ○羌活湯 治風熱壅盛上攻頭目昏眩

炙甘草一分半 澤瀉三分 酒括蔞根 白茯苓

酒黄栢各四分 柴胡五分 防風 酒黄芩

酒黄連 羌活各六分

俱虛頭痛本方加當歸一味雖無已上証亦然不可失也

局方○玉壺丸治風温頭痛亦治痰患

雄黄一錢　南星炮裂　半夏湯泡七次去皮　天麻　白朮各二錢

右為細末姜汁浸蒸餅為丸服

局方○川芎茶調散治諸風上攻頭目昏痛鼻塞聲重

薄荷四兩　荊芥穗　川芎各二兩　羌活　白芷

甘草炙各一兩　細辛半兩　防風二錢半

右為細末每服二錢食後茶清調下

羅太無方○醫壘元戎治三陽頭痛方

羌活　防風　荊芥穗　升麻

葛根　白芷　石膏　柴胡

川芎　芍藥　細辛　葱白連鬚者

右各等分細切五錢水二盞煎至一盞温服

河間○如聖餅子治風寒伏留陽經痰飲氣厥頭痛

防風　天麻各半兩　南星　乾姜

川芎　甘草各一兩　半夏半兩　川烏一兩去皮

右為細末蒸餅糊調捻作餅子如錢樣每用五餅同荊芥

末細嚼茶清送下

宝鑑○川芎神功散治風熱上攻頭目令人偏正頭痛

川芎　川烏　白芷　南星

麻黃各一錢　甘草半錢

右細切作一服加生姜三片大棗三枚水一盞半煎至一

盞去柤食後溫服

○三因芎半散治傷風寒生冷及氣虛痰厥頭痛如破兼眩運

嘔吐

附子生去皮臍　烏頭生用去皮　南星　乾姜

甘草炙　川芎　細辛各一錢

右細切作一服加生姜五片茶芽少許水二盞煎至一盞去粗溫服

嚴氏○小芎辛湯治風寒在腦或感邪濕頭重而疼眩運嘔吐

川芎二錢　細辛　白朮各一錢　甘草半錢

右細切作一服加生姜五片茶芽少許水煎服

○寶鑑石膏散治陽明經頭痛大效

川芎　石膏　白芷各等分

右為細末每服四錢茶清調下

嚴氏○三生丸治痰厥頭痛

半夏　白附子　南星各等分

右為細末生姜自然汁浸蒸餅為丸如菉豆大每服四五十丸食後姜湯送下

○茯苓半夏湯 治風熱痰逆嘔吐頭痛

半夏二錢 赤茯苓一錢 片黄芩 甘草

橘紅各半錢

右細切作一服加生姜三片水一盞半煎至一盞溫服

○祖傳經驗治頭風熱痛不可忍者

片黄芩二兩酒拌濕炒再拌再炒如此三次不可令焦 小川芎一兩

白芷半兩 細茶芽三錢 荊芥穗四錢 薄荷葉二錢半

右為細末每服二錢白湯或茶清調下

○又經驗敷貼頭風熱痛

朴硝 大黄各等分

右為細末用深井底泥和捏作餅子貼兩太陽穴神驗

○丹溪活套云凡治頭風必以二陳湯加川芎白芷為主○如太陽經頭痛加羌活○陽明經加石羔白芷○少陽經加

柴胡黄芩○太陰經加蒼术○少陰經加細辛○厥陰經加吳茱萸○如肥人頭痛必是濕痰加半夏蒼白术○如瘦人頭痛是熱上壅多加酒洗片黄芩○如因感冒而頭痛者宜加防風羌活藁本升麻柴胡葛根之類○如氣虚而頭痛者宜用黄芪人參東垣安神湯之類○如風熱在上而頭痛者加天麻蔓荆子台芎酒片芩之類○如苦頭痛者宜用細辛○如形瘦色蒼而頭痛者是血虚宜用歸芎芍藥酒黄栢之類○如頂巔痛者宜藁本酒炒升麻柴

胃脘痛 俗呼為心痛 三十

論

内經曰木鬱之發民病胃脘當心而痛上支兩脇膈咽不通食飲不下蓋木氣被鬱發則太過故民病有土敗木賊之候也夫胃爲脾之府陽先於陰故藏未病而府先病也甚而

至於脇下如刀劙之痛者已連及於藏矣古方名爲脾疼者是也胃之上口名曰賁門賁門與心相連故經所謂胃脘當心而痛今俗呼爲心痛者未達此義耳雖曰運氣之勝復未有不由清痰食積鬱于中七情九氣觸于内之所致焉是以清陽不升濁陰不降而肝木之邪得以乘机侵侮而爲病矣更原厥初致病之由多因縱恣口腹喜好辛酸恣飲熱酒煎煿復飡寒凉生冷朝傷暮損日積月深自鬱成積自積成痰痰火煎熬血亦妄行痰血相雜妨碍升降故胃脘疼痛吞酸嗳氣嘈雜惡心皆膈噎反胃之漸者也俗醫不究其源例以辛香燥熱之劑治之以火濟火遂成危劇良可痛哉古方九種心痛曰飲曰食曰風曰冷曰熱曰悸曰虫曰疰曰去來痛夫所謂九者惟一耳豈可例以熱藥治之乎詳其所由皆在胃脘而實不在於心也有真心痛者太寒觸犯心君又曰汙

血衝心手足青過節者旦發夕死夕發旦死醫者宜區別諸證而治之無有不安之理也

脉法

脉經曰陽微陰弦則胸痺而痛責其虚也今陽虛知在上焦所以胸痺心痛者以其脉陰弦故也

胸痺之病喘息欬唾胸背痛短氣寸口脉沉而遲關上小緊而數

心脉微急為痛微大為心痺引背痛

脉短而數者心痛　濇者心痛　脉浮大弦長者死

方法

丹溪方法凡二十二條

丹溪曰心痛即胃脘痛須分久新若明知身犯寒氣口得寒物而病於初得之時當用溫散溫利之藥若病久則成鬱矣鬱則成熱原病式中備言之矣若欲行溫散溫利寧無

助火添病耶由是古方多用山梔子為君熱藥為之嚮導則邪易伏病易退病安之後若縱恣不改前非病必再作難治矣此病雖日久不食不死又曰中宮有食積與痰而生病者胃氣亦賴所養卒不便虛雖日數多不食不死若痛方止即吃物病必復作勿歸咎於醫也必須再服三五服藥後以漸而少食方可獲全安

○心膈大痛攻走腰背發厥嘔吐諸藥不效者就吐中以鵝翎探之出痰積碗許而痛即止

○脉堅實不大便者下之亦可

○一方用黄荆子炒焦為末米飲調服云上可治心痛下可治白帶

○又方用藍葉搗細取汁合姜汁服

○又方用青黛以姜汁入湯調服

○又方用海粉佐以香附末以川芎山梔子煎湯入姜汁調服

〇又方無藥處以塩置刀頭燒紅淬入水中乘熱飲之吐痰而愈

此法治絞腸沙大痛幾死者立効

〇又方治心痛輕者以麻黄桂枝之類散之或以韭汁開提之

重者加石鹼

〇又方痛甚者脉必伏宜温藥附子之類不可用人參白朮蓋

諸痛不可補氣故也

〇又方治氣痛者用牡蠣粉一二錢温酒調下

〇又方治湿痰作痛用白螺螄殻去泥沙火煆為細末每服方

寸匕温酒調下立止

〇又方以物輕按而痛定者屬虚以二陳湯加炒乾姜末和之

而愈

〇又方山梔大者七枚或九枚炒焦黄用水一盞煎七分入生

姜自然汁二三匙令辣熱飲之立止

○又方山梔子刼止之後復發者前藥必不効用玄明粉一錢七白湯送下立止

○又方治平日喜好熱物致死血流於胃口而作痛者以桃仁承氣湯下之安

○又方治死血作痛証用玄胡索一兩半　桂心　紅花　滑石　紅麯各五錢　桃仁三十箇蒸餅丸服効

○又方治虫痛者必面上有白斑唇紅能食時作時止用二陳湯加苦楝根煎服

○又方治痰積胃脘作痛白螺殼丸

白螺螄殼火煨　滑石炒　蒼朮　山梔子

香附童便浸　南星煨裂各一兩　枳殼麸炒　青皮

木香　半夏　砂仁各五錢

右為末春加川芎夏加黃連秋冬加吳茱萸用生姜汁浸

蒸餅為丸如菉豆大每服五十丸（姜湯下）

○黃連六一湯治多食煎炒或燒餅米胖等物致熱鬱胃口而痛皆甚効（方見嘔吐門）

○連附六一湯治胃脘痛甚諸藥不効者寒因熱用方也

黃連（六錢） 附子（炮去皮臍一錢）

右細切作二服加生姜三片大棗二枚水一盞半煎至一盞去粗稍熱服

東垣○草荳蔻丸治客寒犯胃作痛或因溫熱鬱結作痛亦可劫而止之又治氣弱心痛亦妙

草荳蔻（一兩麪煨） 橘紅 吳茱萸（湯泡焙乾） 人參

白殭蚕 黃芪 益智仁（各八錢） 生甘草

炙甘草 當歸身 青皮（各六錢） 澤瀉（小便多者減半）

半夏（各一兩） 桃仁（七十箇去皮尖） 麥蘗麪（炒一兩半） 神麯（炒微黃）

柴胡一錢半　不可痛　姜黄各四錢

右為細末，桃仁另研如泥，入諸藥中和勻，再研，湯浸蒸餅為丸，如梧桐子大，每服三十丸，白湯送下，食遠服。

東垣○麻黄豆蔻丸　治客寒犯胃，心頭大痛不可忍。

木香　青皮　紅花　厚朴姜制，各二錢

蘇木三分　蓽澄茄四分　升麻　半夏湯泡七次

麥蘗麪　砂仁　黄芪　白术

陳皮去白　柴胡　炙甘草　吳茱萸

當歸身各五分　益智仁六分　神麯炒，一錢　麻黄不去節，二錢

右為細末，湯浸蒸餅為丸，如梧桐子大，每服五十丸，白湯下，或細嚼，白湯送下亦可。

東垣○木香化滯湯　治因憂食濕麪，結於胃脘，腹皮抵痛，心下硬滿，不思飲食，食之不散，常常痞氣不安。方見痞滿門。

○三因倉卒散　治氣自腰腹間攻心，痛不可忍，腹中氷冷，自汗如洗，手足攣急厥冷。

山梔子大者四十九枚，連皮槌碎炒焦　附子一枚，泡去皮

右為末，每服二錢，酒一盞，煎八分，溫服。

○金鈴子散　治熱厥心痛。

金鈴子　玄胡索各一兩

右為細末，每服二錢，溫酒調下，白湯亦可。

河間○神聖代鍼散　治心腹諸痛。

乳香　沒藥　當歸　白芷　川芎各半兩　元青一兩，去翅足炒

右為細末，每服一字，病甚者半錢，先點好茶一盞，次掺藥末在茶上，不得吹攪，立地細細呷之。心痛欲死者，服之立効。小腸氣痛如角弓，膀胱腫硬，一切氣刺虛痛，并婦人血

瘀血迷血運血刺痛衝心胎衣不下難産俱是一切因血作痛之疾服之大有神効

活人○朮附湯治寒厥暴痛脉微氣弱

附子炮五分　白朮二錢　甘草一錢炙

右細切作一服水一盞半入生薑五片大棗二枚煎至一盞去粗温服此藥又治風濕相搏身重煩疼不能轉側不嘔不渴大便堅實小便自利及風虚頭自眩運不知食味煖肌補中助陽氣止有汗之聖藥也

○丹溪活套云草豆蔻一味性温能散滯氣利膈上痰若胃脘果因寒而作痛用之如鼓應桴若濕痰鬱結成痛者服之多効若因熱鬱而痛者理固不當用此但宜以凉藥監制如芩連梔子之屬其功尤速東垣草豆蔻丸寒熱心痛俱獲奇功但因熱者不可多服久服恐有積温成熱之患耳

若久病鬱熱已膠固者斷不可用此味也○胃中若有流飲清痰作痛腹中漉漉有聲及手足寒痛或腰膝脊脇抽掣作痛者用小胃丹或三花神祐丸或控涎丹漸漸服之能徹去病根即止

○祖傳經驗加味枳朮丸治清痰食積酒積茶積肉積在胃脘當心而痛及痞滿惡心嘈雜噯氣吞酸嘔吐脾疼等証其効如神

白朮三兩　枳實麩炒黃色　蒼朮米泔浸二宿焙　猪苓去黑皮

麥糵麫炒黃色　神麯炒微黃色　半夏湯泡透各一兩　澤瀉去毛

赤茯苓去皮　川芎　黃連陳壁土炒去土　白螺螄殼煆各七錢

縮砂仁　草荳蔻　黃芩陳壁土同炒　青皮去白

萊菔子炒　乾生姜各五錢　陳皮去白　香附米童便浸

瓜蔞子　厚朴姜汁炒制　檳榔各三錢　木香

甘草各二錢　呑酸加呉茱萸湯泡寒月五錢熱月二錢半○久病挾虚加人參白扁豆石蓮肉各五錢○時常口吐清水加炒滑石一兩牡蠣五錢○右為細末用青荷葉泡湯浸脱粳米研粉作糊為丸如梧桐子大每服七十丸多至一百丸清米飲送下

男子年三十五胃脘作痛久矣人形黄瘦食少而胸中常若食飽來求治與加味枳朮丸服不効而日漸大痛叫號声聞四隣別父母妻子囑付後事欲自殺予與桃仁承氣湯作大劑與之連二服大下瘀血四五碗許困倦不能言語者三日教以稀粥少食漸漸將理病全安復壯如舊

腹痛三十一

論

内經曰寒氣入經而稽遲泣而不行客於脉外則血少

客於脉中則氣不通故卒然而痛云云按內經舉痛論言寒邪外客而痛者甚爲詳悉未能盡述學者自宜檢閱外有因虛因實因傷寒因痰火因食積因死血者種種不同亦當表而出之庶使學者易爲參考焉東垣曰腹中諸痛皆由勞役過甚飲食失節中氣不足寒邪乘虛而客入之故卒然而作大痛經云得炅則止此事難知集論曰傷寒中脘痛太陰也理中湯黃芪建中湯之類臍腹痛者少陰也四物湯眞武湯附子湯之類小腹痛厥陰也重則正陽散回陽丹輕則當歸四逆湯之類太陰連少陰痛甚者當變爲下利不止者夫雜病腹痛四物苦楝湯酒煮當歸丸之類夏月腹痛肌熱惡熱脉洪數屬手太陰足陽明黃芩芍藥湯主之秋月腹痛肌寒惡寒脉沉疾屬足太陰足少陰桂枝芍藥湯主之四時腹痛芍藥甘草湯主之原病式曰熱鬱于內則腹滿堅結而痛不

句例言為寒也成無已曰陰寒為邪者則腹滿而吐食不下
自利益甚腹疞痛太陰証也發汗不解醫反下之因而腹滿
時痛者屬太陽也桂枝加芍藥湯主之大實而痛者加桂枝加
大黄湯主之又曰邪氣聚於下焦則津液不得宣通血氣不
得流行或溺溢或血流滯於下而生脹滿硬痛也若從心下
至小腹皆鞕滿而痛者是邪實也須以大陷胸湯下之甚佳
小腸硬痛而痛小便利者則是蓄血之証小便不利者則為
溺溢之証也其有血虚瘦弱之人津液枯涸傳送失常鬱火
燥熱煎成結糞滯於大小腸之間阻氣不運而作痛者宜以
枳實導滯丸備急大黄丸之類先通其滯止其痛然後用四
物等生血潤燥之劑以治其本外有卒然心腹大痛欲吐不
得吐欲瀉不得瀉唇青厥逆死在須臾此内因食積外感寒
邪是名乾霍乱之候也宜急以塩湯灌之而以鵝翎探吐取

涎而愈。若夫清痰留滯于胷腹之間，食積鬱結於腸胃之內，皆能令人腹痛。清痰作痛者，控涎丹、小胃丹之類；食積為患者，保和丸、枳术丸之類；積之，枳實導滯丸、木香檳榔丸之類下之。濁氣在上者，涌之；清氣在下者，提之；寒者，温之；熱者，清之；虛者，培之；實者，瀉之；結者，散之；留者，行之。此治法之大要也，學者議之。

脉法●脉經曰：脉細小緊急，病速進，在中，腹中刺痛。

陰弦則腹痛。　弦急，小腹痛。　尺脉緊，臍下痛。

尺脉伏，小腹痛，癥瘕。　尺脉實，小腹痛，當利之。

心腹痛不得息，脉細小遲者生，脉大而疾者死。

腹痛脉反浮大而長者死。

方法（丹溪方法凡十五條）

丹溪曰：腹痛有寒，有積熱，有食積，有痰，有死血。脉弦者，多屬一食宜溫散之蓋食得寒則滯得熱則行更宜以行氣則氣藥助之無不愈者○脉滑者是痰痰因氣滯而聚阻礙道路氣不得宜通而痛宜導痰解鬱○凡痛必用溫散以其鬱結不行阻氣不運故也○臍下忽大痛人中黑色者多死○腹中水鳴乃火擊動其水也

戴氏曰痛甚便欲大便去後則痛減者是食積也綿綿痛而無增減者是寒也時痛時止者是熱也其痛有常處而不移動者是死血也

○治腹痛用小芎蒼朮香附白芷爲末姜汁入湯調服

○白芍藥止能治血虛腹痛餘俱不治以其酸寒收斂而無溫散之功故也

○如飲食過傷而腹痛者宜木香檳榔下之

○如氣虛之人傷飲食而腹痛宜調補胃氣并消導藥用人參白朮山查神麯枳實麥芽木香砂仁之類

○如腹中常有熱而痛此爲積熱宜調胃承氣湯下之

○小腹實痛用青皮以行其氣

○小腹因寒而痛宜肉桂吳茱萸

○因寒氣作痛者宜小建中湯加乾姜官桂台芎蒼术白芷香附

○因熱而痛者二陳湯加黄芪黄連梔子痛甚者加炒乾姜從之

已上皆用丹溪方○若腹痛不禁下者宜川芎蒼术湯以治之川芎蒼术香附白芷茯苓滑石加姜水煎服

東垣○高良姜湯治因寒心腹大痛

高良姜二钱　厚朴姜制　官桂各一錢

右細切作一服水一盞半煎至一盞去柤稍熱服

東垣○草荳蔻湯治臍腹虛脹作痛

澤瀉一錢　木香三分　神麯四分　半夏

枳實麩炒黃色　草荳仁　黄芪春夏勿用　益智仁

甘草炙各半錢　青皮　陳皮各六分　川歸七分

茯苓七分

右細切作一服加生姜三片水一盞半煎至一盞溫服

東垣 〇益胃散治因服寒藥過多致腹痛不止

人參　厚朴　甘草　白豆蔻

姜黃　乾姜　砂仁　澤瀉已上各二分

益智六分　陳皮七分　黃芪七分

右細切作一服加姜水煎服

東垣 〇厚朴溫中湯治胃虛寒脹滿疼痛用厚朴陳皮各一錢

茯苓　草豆蔻　甘草　木香各半錢

乾姜三分半　加姜水煎服之

河間 〇六合散又名金鑰匙治一切燥熱鬱結汗後餘熱宜轉不

通併治小腸氣結心腹滿悶胷中痞結走注疼痛

大黃酒浸半兩　白丑炒半兩　黑丑略炒　甘遂各半兩

梹榔三銭 生輕粉一銭

右為細末每服一銭蜜水調下虛實加減服

河間 ○沒藥散治一切心腹疼痛不可忍者

沒藥另研 乳香三分另研各 穿山甲五銭用灰火煨胖

木鱉子四銭去殼

右為細末每服半銭或一銭酒大半盞煎三五沸服

河間 ○木香梹榔丸治食積氣滯作痛

木香三銭 梹榔三銭 青皮五銭 陳皮五銭

麥蘖麩炒七銭 枳實六分黃色炒 白朮五銭 厚朴四銭薑製

右為細末湯浸蒸餅為丸如梧桐子大每服五十丸溫水下

下食遠

東垣 ○枳實導滯丸治傷濕熱之物不得施化腹痛滿悶不安

以利為度方見內傷門

〇瓜蔕散　治飲食傷太陰，填塞悶亂不快，甚則心胃大痛，亢亢欲吐者。方見中風門。

〇霹靂散　治腹痛脉微欲絶。

附子一枚，炮，取出以冷灰培之，去皮臍。培本作焙

右以一味取五錢重，入真臘茶一錢，同研細為末，分作二服，每服用水一盞，煎至七分，去柤，入蜜一匙，稍冷服。

〇酒煮當歸丸　治小腹寒痛，及婦人白帶疝瘕太寒等證。

茴香五錢　黒附子炮　良姜各七錢　當歸一兩

右四味細切，以上好無灰酒一升半，煮至酒乾盡，焙乾，入後藥：

炙甘草　苦楝生用　丁香各五錢　木香　升麻各一錢　柴胡二錢　炒黄鹽　全蝎各三錢　玄胡索四錢

右與前四味同研為細末酒煮麪糊為丸如梧桐子大每
服五七十丸空心溫醋湯下忌油膩冷物及酒溼麪

河間○黄連湯治胷中有熱胃中有邪氣腹內痛甚時欲嘔吐此
藥升降陰陽

黄連　甘草炙　乾姜　桂枝各五錢
人參二錢　半夏半合湯泡七次去皮臍

右細切入大棗二枚量水煎服

河間○芍藥甘草湯治四時腹痛

白芍藥　甘草炙

各等分每服五錢細切入生姜三片水一盞半煎至一盞
溫服○醫壘元戎云腹痛脉弦傷氣用本藥○脉洪傷金
加黄芩○脉緩傷水加桂枝○脉濇傷血加當歸脉遲傷
寒加乾姜

河間 ○加減小柴胡湯治寒熱脉弦腹痛本方去黃芩加白芍藥

○四物苦練湯治臍下虛冷腹痛

四物湯六錢 加玄胡索 苦練各一錢半

右細切水二盞煎至一盞溫服

河間 ○增損當歸丸治三陰受邪心腹疼痛

四物湯五錢 防風 獨活 全蝎各五錢

續斷 茴香各一兩 苦練 玄胡索

木香 丁香各二錢

右為細末酒糊為丸如梧桐子大每服五十丸白湯下

河間 ○苦練丸治奔豚小腹作痛方見疝氣門

河間方 ○一捏金散治臍腹大痛及奔豚小腸氣等証

玄胡索 川練子 全蝎去毒炒 茴香

右各等分為細末每服二錢匕熱酒調下神驗

○丹溪活套云凡腹痛多是血脉凝澁不行必用酒炒白芍藥惡寒而痛加桂惡熱而痛加黃栢○如腹痛欲以物拄按者屬虛用人參白朮乾姜官桂之類○如腹痛手不可按者屬實宜用建中湯加大黃或調胃承氣湯加桂枝類下之而愈○如因飲食過傷而作痛者必問因傷何物如傷生冷硬物而作痛者東垣木香見晛丸三稜消積丸之類如傷熱物而作痛者枳實導滯丸三黃枳朮丸之類看強弱緩急用而下之○如氣虛之人因飲食過傷而腹痛者宜補瀉兼施用二陳湯加川芎白朮神麯麥芽人參蒼朮之類或送下前推積等丸子以下之○如腹中常覺有熱而暴痛暴止者此為積熱宜調胃承氣湯之類下之○如因跌撲損傷而作痛者此瘀血證宜桃仁承氣湯抵當湯之類遂去其血即愈○如因事損傷或酒後涉水血凝腹

痛者大承氣湯加桂

一黄氏婦年五十餘小腹有塊作痛二月餘一醫作死血治與四物加桃仁等藥不効又以五灵脂玄胡索乳香没藥三稜莪朮等作丸服又不効召予治診其六脉皆沉伏兩尺絶無予曰乃結糞在下焦作痛耳非死血也用金城稲藁焼灰淋濃汁一盞服之過一時許與枳實導滞丸一百粒催之下黒糞如梅核者一碗許痛遂止後與生血潤腸之藥十数貼調理平安

一壯年男子寒月入水網魚飢甚過凉粥食之腹大痛二晝夜不止一醫先與大黄丸不通又與大承氣湯下糞水而痛愈甚召予治診其六脉皆沉伏而實面青黒色予曰此太寒証及下焦有燥屎作痛先與丁附治中湯一貼又與灸氣海穴二十一壯痛減半繼以江子加陳香木香作丸

如蒜豆大生姜汁送下五粒下五七次平安

腰痛三十二

論

內經曰足太陽脉令人腰痛引項脊尻背如重狀少陽腰痛就如以鍼刺其皮中循循然不可以俛仰不可以顧陽明腰痛不可以顧顧如有見者善悲足少陰腰痛痛引足內臁厥陰腰痛腰中如張弓弩弦太陰腰痛下如有横木居其中甚則遺溲又曰太陽所至為腰痛巨陽虛則腰背頸項痛是動則病項如拔挾脊痛腰似折髀不可以曲又曰腰者腎之府轉搖不能腎將憊矣脉經曰凡有所用力擧重若入房過度汗出如浴水則傷腎腎脹者腹滿引背央央然腰髀痛又有腎着之病從腰以下冷腰重如帶五千錢若夫腰痛之證雖有六經見候之不同挫閃腎之或異或瘀血或風寒或濕痰

流注種種不一原其所由未必不因房室過度負重勞傷之所致也經曰邪之所湊其氣必虛是也治法虛者補之杜仲黃柏肉桂當歸五味兔絲子天門冬熟地黃之類風者散之麻黃防風羌活獨活之類寒者溫之肉桂乾姜附子之類挫閃者行之當歸蘇木乳香沒藥桃仁紅花之類瘀血者逐之大黃牽牛桃仁水蛭虻虫之類濕痰流注者消導之蒼术蕪芎香附白芷枳實橘紅半夏茯苓之類宜洛類推而治之不可執一論也

脉法

脉經曰尺脉沉腰背痛凡腰痛時時失精飲食減少其脉沉滑而遲此為可治

腰痛之脉皆沉弦沉弦而緊者為寒沉弦而浮者為風沉弦而濡細者為濕沉弦而實者為挫閃

丹溪曰脉必沉而弦沉爲滯弦爲虚濇者是瘀血緩者是濕滑者伏者是痰大者是腎虚也

方法 丹溪方法凡七條

丹溪曰有腎虚有瘀血有濕熱有挫閃有痰諸腰痛不可用補氣藥亦不宜峻用寒凉藥

○腎虚腰痛用杜仲黄栢龜板知母枸杞子五味子猪脊骨髓丸服

○瘀血宜行血順氣用補陰丸加桃仁紅花外用三稜鍼於委中穴出血以其血滯於下也

○濕宜燥濕行氣用黄栢杜仲蒼朮川芎之類

戴氏曰疼之不能爲腎虚也日輕夜重者是瘀血也遇天陰及久坐而發者是濕也

○痰宜南星半夏加快氣藥佐之使痰隨氣運

○腰曲不能伸者針人中立愈

○腎著為病其體重腰冷如氷飲食如故小便自利腰以下冷痛而重治宜流湿兼用温藥

三因方 ○腎著湯治腎着腰痛

乾姜炮 茯苓各一錢半 甘草錢半 白朮二分半

○三因青娥丸治腎虛腰痛常服壯筋補虛

杜仲炒一斤 生姜炒十兩 破故紙炒一斤

右為細末用胡桃肉一百二十箇湯浸去皮膜研為膏煉蜜少丸如梧桐子大每服五十丸塩湯姜湯任下

○三因立安丸治五種腰痛常服温補腎元壯徤腰脚

破故紙 乾木瓜各一兩半 牛膝酒洗一兩 萆薢二兩

杜仲姜汁炒絲断 續断各一兩

右為細末煉蜜丸如梧桐子大每服五十丸温酒下

脩 ○補骨脂丸治腎虛及寒湿一切腰痛

萆薢四両一両用童便浸之一両用米泔浸之一両八用塩湯浸之一両用酒浸之各浸一晝夜

杜仲四両炒去糸断 補骨脂炒香三両 胡桃肉八両浸去油另研如泥

右以前二味細研為末不犯鐵器入胡桃肉用木杵搗千餘下以糯米糊為丸秋冬以煉蜜為丸如梧桐子大每服五十丸空心温酒下乾物壓之

東垣○獨活湯治勞役腰痛如折

羌活 防風 獨活 澤瀉

肉桂各三錢 大黃酒浸煨熟 甘草各二錢 川歸五錢

連翹五錢 防已酒炒 黄栢酒炒各一錢 桃仁三十个

每服一兩酒水煎服

○摩腰丹治寒熱腰痛

附子尖 烏頭尖 天南星各二錢半 硃砂

乾姜各一錢 雄黄 樟腦 丁香各一錢半

射香 當門子五粒

右為末蜜丸如龍眼大每用一丸生姜汁化開如厚粥樣烘熱置掌中摩腰上令盡粘着肉烘綿衣縛定腰熱如火間三日用一丸妙或加吳茱萸桂皮

局方○煨腎丸治腎虛腰痛

杜仲三錢炒絲斷

右為細末以豬腰子一隻薄批作五七塊以椒鹽淹去腥水摻藥末在內以荷葉包裹更加濕紙二三重外包慢火煨熟食之無灰酒送下

用溪○補腎丸治腎虛腰痛 方見虛損門

溪門○蒼朮湯治濕熱腰腿疼痛

防風 黃栢各一錢 柴胡二錢 蒼朮三錢

右細切作一服水一盞半煎至一盞去柤溫服

東垣○川芎肉桂湯治瘀血在足太陽足少陰足少陽三經腰痛

漢防已　防風去芦三分各炒神麯　獨活各五分

川芎　柴胡　肉桂　當歸梢

炙甘草　蒼朮各一錢　羌活一錢半　桃仁五箇去皮尖另研

右細切作一服好酒三盞煎至一盞去租稍熱服食遠

河間○地龍散治腰脊痛或打撲損傷或從高墜下惡血在太陽經中令人腰脊痛或脾胯腿腨中痛不可忍

當歸稍二分　中桂　地龍各四分　麻黃五分

蘇木六分　獨活　黃栢酒塩炒　甘草各八分

羌活二錢　桃仁六箇去皮尖另研細

右細切作一服水二盞煎至一盞去租溫服

東垣○粘痛湯治溫熱為病肩背沉重肢節腰脇疼痛胷膈不利

白朮四分　人參去芦　升麻　苦參酒炒

葛根　蒼术各五分　防風去芦　知母去毛酒洗

澤瀉　黄芩　猪苓去皮　當歸各六分

炙甘草　生黄芩酒洗　茵陳酒炒　羗活各八分

右細切作一服水二盞煎至一盞去柤温服

東垣○蒼术復煎散治寒濕相合腦後痛悪寒項筋脊骨强肩背髀眼痛腰痛膝臏痛無力行歩沉重

紅花一分　黄栢三分　柴胡去芦　藁本

澤瀉　白术　升麻各五分　羗活一錢

蒼术四両

右細切先以蒼术一味用水二大盞煎至二盞去柤入前藥復煎至一盞去柤空心稍熱服取微汗為効忌酒及慾

河間○一粒金丹治腰膀走注疼痛如虎咬之状不可忍者

草烏頭　五灵脂各四両　木鱉子去殻一両　白膠香一両

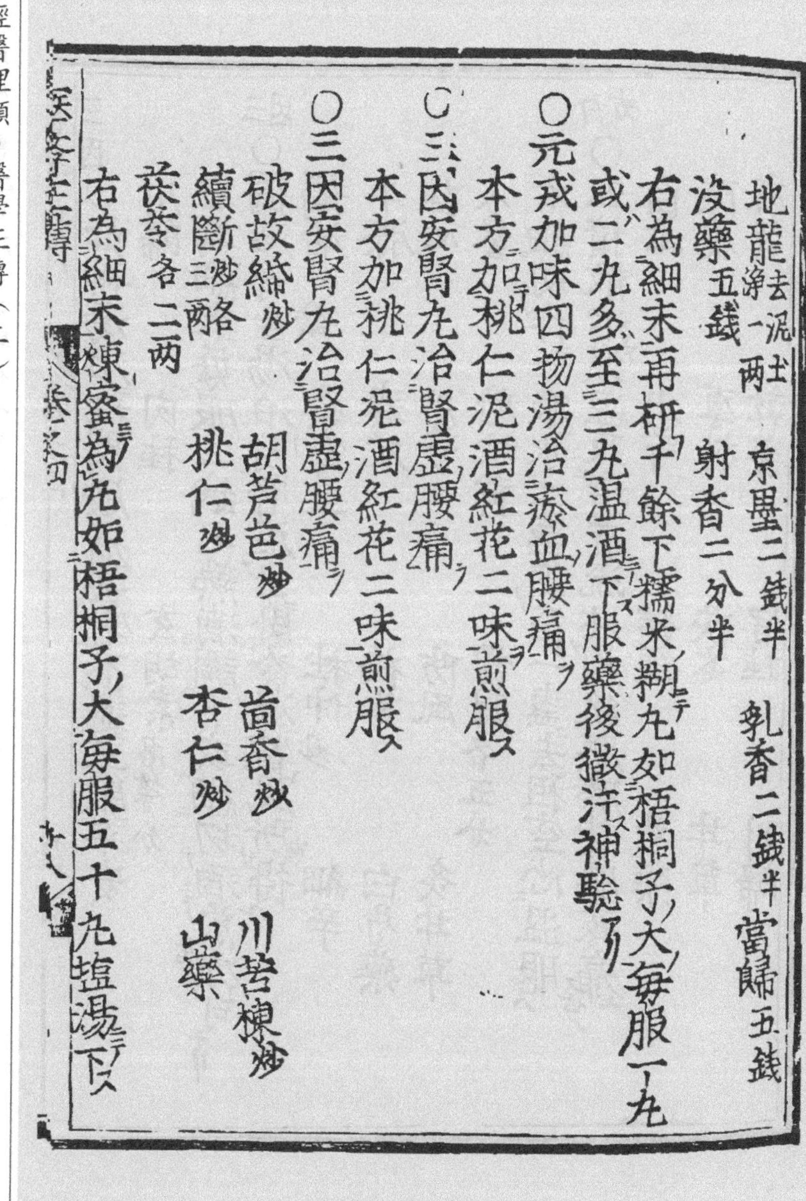

地龍去泥土淨一兩　京墨二錢半　乳香二錢半　當歸五錢

沒藥五錢　射香二分半

右為細末再研千餘下糯米糊丸如梧桐子大每服一丸或二丸多至三丸溫酒下服藥後徹汗神驗

○元戎加味四物湯治瘀血腰痛

本方加桃仁泥酒紅花二味煎服

○三因安腎丸治腎虛腰痛

本方加桃仁泥酒紅花二味煎服

○三因安腎丸治腎虛腰痛

破故紙炒　胡芦巴炒　茴香炒　川苦楝炒

續斷炒三兩　各　桃仁炒　杏仁炒　山藥

茯苓各二兩

右為細末煉蜜為丸如梧桐子大每服五十丸塩湯下

三因○如神湯治挫閃腰痛甚者不過三服平安

川歸　肉桂　玄胡索各等分

右為細末每服二錢匕熱酒調下或細切酒煎亦可

三因○獨活寄生湯治因腎虛坐臥冷濕當風所得

獨活一錢　桑寄生　杜仲炒　細辛

牛膝　秦艽　茯苓　白芍藥

桂心　川芎　防風　炙甘草

人參　熟地黄　當歸各五分

右細切作一服水二盞煎至一盞去粗空心溫服

局方○五積散治寒濕及清痰流注經絡腰膝背脇痰痛

白芷　川芎　桔梗　芍藥

陳皮　厚朴　茯苓　甘草

麻黄　乾姜　官桂　川歸

半夏　蒼术　枳殼各五分

右細切作一服加生姜三片水二盞煎至一盞溫服

○丹溪活套云凡因房劳辛苦而腰痛者四物湯加知母黄栢五味子杜仲之類呑補腎丸或大補陰丸○因風寒濕流注經絡而作痛者二陳湯加麻黄蒼术川芎白芷防風羌活獨活之類○因剉閃跌撲致死血流于本經而作痛者四物湯加桃仁紅花蘇木之類脉實人壯盛者大承氣湯加桂下之安○有因醉飽入房太甚而酒食之積乗虚流入於本經致腰痛難以俛仰四物湯合二陳湯加麥芽神麯杜仲黄栢官桂砂仁葛花枳梗之類

脇痛 三十三

論

內經曰肝病者兩脇下痛引小腹令人善怒虛則目䀮䀮無所見耳無所聞善恐如人將捕之又曰怒則氣逆虛則嘔血及飧泄故氣上矣蓋心出血肝納血因大怒而血不歸經或隨氣而上出於口鼻或留於本經而為脇痛又或歲木太過而木氣自甚或歲金有餘而木氣被鬱皆能令人脇痛經曰病脇下滿氣逆二三歲不已病名曰息積是亦肝木有餘之証也外有傷寒發寒熱而脇痛者足少陽膽足厥陰肝二經病也治以小柴胡湯無有不效者或有清痰食積流注脇下而為痛者或有登高墜仆死血阻滯而為痛者又有飲食失節勞役過度以致脾土虛乏肝木得以乘其土位而為胃脘當心而痛上支兩脇痛膈噎不通食飲不下之証醫者宜於

各類推而治之毋認假以為真也

脉法

脉經曰肝脉搏堅而長色不清當病墜墮若搏因血在脇下令人喘逆若輭而散（輭轉濡軟古通用）其色澤者當病溢飲溢飲者暴渴多飲而溢入於肌膚腸外也

肝脉沉之而急浮之亦然若脇下痛有氣支滿引小腹而痛時小便難苦目弦頭痛腰背痛足為逆寒時癃婦人月水不來時無時有得之少時有所墜墮

脉雙弦者肝氣有餘兩脇作痛

方法

丹溪曰屬肝木氣實（因怒氣大逆肝氣鬱甚謀慮不決風中於肝皆使木氣大實故火盛肝氣急也）

有死血（因惡血停留於肝居於脇下而痛病則自汗痛甚按之益甚也）

痰流注（因痰積流注於厥陰之經亦能使脇下痛病則咳嗽氣急引血痛）

河間○當歸龍會丸瀉肝火大盛之要藥因内有濕熱兩脇痛甚

伐肝木之氣肝實宜之

當歸　龍胆草　梔子仁　黄連

大黄酒濕煿火煨　蘆薈　青黛各五錢　木香二錢半

射香五分另研

右為細末神麴糊丸如梧桐子大每服二十丸生姜湯下

丹溪○一方加柴胡五錢青皮一兩熱甚者烘熱服

丹溪○一方木氣實者用川芎蒼术青皮芍藥柴胡甘草龍胆草

各等分水煎服

丹溪○左金丸瀉肝火行濕為熱甚之反佐

黄連六兩　吴茱萸一兩

右為細末湯浸蒸餅為丸如菉豆大每服三五十丸淡盐姜湯下

丹溪○一方破血行氣治死血作痛之証

桃仁去皮尖另研　紅花酒拌焙乾　川芎　香附童便浸

青皮各等分　右細切水煎服之

丹溪○加味二陳湯治濕痰流注脇內作痛

本方加南星蒼朮川芎姜水煎服

丹溪○肝苦急急食辛以散之用撫芎蒼朮或用小柴胡湯蓋木氣為脇痛發寒熱者必用之要藥也

丹溪○左脇痛以柴胡為君加佐使藥川芎青皮草龍胆之類

丹溪○兩脇走痛或用控涎丹因清痰流注作痛者可用蓋痰在脇下非白芥子不能去方見痰門

丹溪○治咳嗽脇痛者二陳湯加南星青皮香附青黛姜汁一云四物湯加青皮等藥以踈肝氣

丹溪○氣弱之人脇下痛脉細緊或弦多從劳役怒氣得之八物湯加木香青皮或加桂心水煎服之

○去滯氣用青皮蓋青皮乃肝膽二經藥人多怒脇下有鬱積固宜以解二經之實者若二經氣血不足先當補血氣少加青皮可也 此承上條意慮言也

丹溪○肥白人氣虚發寒熱而脇下痛用參芪補氣柴胡黃芩退熱木香青皮調氣

丹溪○瘦弱人寒熱脇痛多怒者必有瘀血宜桃仁紅花柴胡青皮大黃之類行之

丹溪○發寒熱脇痛似覺有積塊必是飲食太飽勞力所致必用龍會丸治之

丹溪○脇痛治標藥外用琥珀膏貼之○又方用芥菜子水研付○又方以吳茱萸研水調付○又方以韮菜葉搗細炒熱貼而以熨斗盛火熨之

易方○推氣散治右脇痛甚脹滿不食

片姜黄　枳殼麸炒　桂心各五分　甘草炙三分

右為細末每服二錢姜湯調下水煎亦可

東垣　○枳芎散治右脇疼痛不可忍

枳實麸炒　川芎各五分　甘草炙半

右為細末每服二錢姜棗湯或酒調下

東垣　○異香散治腹脇膨脹痞悶噎塞腹脇疠痛

蓬莪朮煨　益智仁　甘草　荆三稜各一分

青皮　陳皮各五分　石蓮肉　厚朴姜制各三分

右細切作一服加生姜三片大棗一枚白塩少許水一盞

半煎至一盞去柤温服

河間　○分氣紫蘇飲治腹脇疼痛氣促喘急

五味子　桔梗去节　紫蘇葉　桑白皮蜜炙黄

草菓仁　陳皮去白　大腹皮酒洗　茯苓

甘草各半錢

右細切作一服加生姜三片白鹽少許水一大盞煎七分去柤空心溫服

河間○芎葛湯治脇下疼痛不可忍者

桂枝　川芎　細辛　乾葛

防風各八分　芍藥　枳殼　麻黄

人參　甘草炙各四分

右細切作一服加生姜三片水一盞半煎至一盞溫服

○丹溪活套云凡脇痛者多是肝木有餘也宜用小柴胡加青皮川芎芍藥草龍膽甚者煎成正藥入青黛射香○痰流注者本方倍半夏加橘紅南星蒼白术茯苓川芎之類○瘀血作痛者小柴胡合四物湯加桃仁紅花或乳香沒藥煎服痛甚而元氣壯實者桃仁承氣湯下之而愈○性急

多怒之人時常腹脇作痛者小柴胡加川芎芍藥青皮之類煎服甚者以煎藥送下當歸龍會丸其効甚速

〇金氏子年四十餘因騎馬跌撲次年左脇脹痛醫與小柴胡湯加草龍胆青皮等藥不効來求治診其脉左手寸尺皆弦数而濇関脉芤而急数右三部惟数而虚予曰明是死血証用抵當丸一劑下黑血二升許後以四物湯加減調理而安

諸氣三十四

論

内經曰百病皆生於氣也故怒則氣上喜則氣緩悲則氣消恐則氣下寒則氣收炅則氣泄驚則氣亂憂則氣沉勞則氣耗思則氣結夫人身之正氣與血為配血行脉中氣行脉外一呼脉行三寸一吸脉行三寸氣血並行周流乎一身之中灌

溉乎百骸之內循環無端運氣不停而為生生不息之妙用也經曰一息不運則機緘窮一毫不續則窮壤判若內無七情之所傷外無六淫之所感何氣病之有哉其不善攝生者五志之火無時不起五味之偏無日不傷是以釀成膠痰固積留滯於六府鬱火邪氣充塞乎三焦使氣血失其常候府藏不能傳導是故外邪得以乘虛而湊襲矣以致清陽不升濁陰不降而諸般氣痛朝輕暮作而為膠固之疾非良工妙手莫易治焉若夫為脇痛為心腰痛為周身刺痛甚則為反胃為膈噎等証即此之由也大抵男子屬陽得氣易散女人屬陰遇氣多鬱是以男子之氣病者常少女人之氣病者常多故治法曰婦人宜調其血以耗其氣男子宜調其氣以養其血此之謂也學者宜致思焉

脉法

脉經曰脉滑者多血少氣濇者少血多氣大者血氣俱多脉來大而堅者血氣俱實小者血氣俱少脉來細而緩者血氣俱虛代者氣衰 細者氣少浮而絶者氣欲絶 辟大而滑中有短氣尺脉濇而堅為血實氣虛尺脉細而微血氣俱不足也劉立之曰下手脉沉便知是氣 沉極則伏 濇弱難愈其或沉滑氣兼痰飲病也

方法丹溪方法凡六條

丹溪曰周流乎一身以為生者氣也苟内無所傷外無所感何氣病之有今冷氣滯氣逆氣上氣皆是肺受火邪氣得炎上之化有升無降薰蒸清道甚而轉成劇病局方例用辛香燥熱之劑以火濟火咎將誰執又曰氣無補法世俗之論也以其為病痞滿壅塞似難於補不思正氣虛者不

能運行邪滯著而不出所以為病經曰壯者氣行則愈怯者著而為病若或氣怯不用補法氣何由行又曰冷生氣者出於高陽生之謬言也病人自覺冷氣從下而上者非真冷也蓋上升之氣自肝而出中挾相火自下而上其熱為甚火極似水陽亢陰微又曰九氣有餘便是火是皆為治之正論也可不究與

○調氣用木香然木香味辛氣能上升如氣鬱而不達固宜用之若陰火衝上而用之則反助火邪而病甚矣故當用黃栢知母而少用木香佐之

○稟受素壯而氣刺痛當用枳殼烏藥若因氣不舒而刺痛當用木香調達之

○若肥白人氣刺痛者宜與人參白朮加枳殼木香

一方解五藏諸氣益少陰經血用梔子炒令焦黑為末以生

姜汁入湯同煎歛之其効甚捷

○清膈丸　治因濕熱氣滯

黄芩　黄連各五錢　香附一兩五錢　蒼术二兩

右為細末，新取紅熟瓜蔞去皮搗爛和丸，如菉豆大，每服三五十丸，白湯下。

河間○正氣天香湯　治婦人一切諸氣作痛，或上湊心胸，或攻築脇肋，腹中結塊，發渴刺痛，月水因之而不調，或眩暈嘔吐，往來寒熱，無問胎前產後，一切氣候並皆治之。

烏藥一錢半　香附六錢　陳皮　紫蘇　乾姜各六分半

右細切，作一服，水一盞半，煎至一盞，去柤，稍熱服。

○子和木香梹榔丸　此藥流濕潤燥，推陳致新，滋陰抑陽，散鬱破結，活血通經，治男子婦人嘔吐酸水，痰涎不利，頭目昏眩，并一切酒毒食積，及米穀不化，或下痢膿血，大便秘塞

風壅積熱口苦煩渴涕唾稠粘膨脹氣滿等證

木香　檳榔　青皮去穰　陳皮去白

黃栢　莪朮　枳殼　黃連

大黃　黑丑　香附各一兩　當歸一兩半

右爲細末滴水爲丸如梧桐子大每服五七十丸溫水下以利爲度

局方○蘇合香丸　大能順氣化痰併治傳屍骨蒸勞瘵卒暴心痛小兒驚搐大人中風卒屍等證

沉香　射香另研　訶子煨去核　丁香

木香　安息香另研爲末用無灰酒一升熬爲膏

蓽撥　白朮　白檀香各一兩　薰陸香另研

蘇合油和入安息膏內　龍腦一兩另研　各　硃砂另研水飛　烏犀角五錢

右爲細末研極勻入安息膏及煉蜜和勻丸如梧桐子大

空心温酒化下四丸白湯亦可

局方 ○蘇子降氣湯治虚氣不升降痰涎壅塞氣滿氣痛等証
川歸去頭 甘草炙 前胡去芦 厚朴薑製各半錢
肉桂去皮 陳皮去白各七分半 半夏 紫蘇子另研各一錢
右細切作一服加生姜三片大棗一枚水一盞半煎至一
盞去柤不拘時服

局方 ○異香散治胃氣不和飲食不化腹脇脹一切冷氣結聚
作痛等証方見脇痛門

局方 ○沉香降氣湯治陰陽壅滯氣不升降胷膈痞悶噫醋吞酸
沉香四錢 砂仁五錢 甘草炙一兩二錢 香附童便浸一宿四兩
右為細末每服二錢入塩少許白湯調下

局方 ○復元通氣散治跌撲損傷或負重挫閃致氣滯於血分作
痛并一切氣不宜通瘀血凝滯周身走痛等証

舶上茴香炒 穿山甲爐灰炒 木香各一兩半 玄胡索

白芷 甘草炙 陳皮去白各一兩 當歸一兩半

令加乳香 沒藥

右為細末每服二錢熱酒調下不飲酒人白湯下病在上

食後病在下食前服

（一）木香流氣飲治諸氣痞塞不通胸膈膨脹面目虛浮四肢腫

滿口苦咽乾大小便不利

藿香葉 木香不見火 厚朴姜制 青皮去白

香附去毛童便浸 麥門冬去白 白芷各七分半 甘草五分

陳皮去白一兩 大腹皮酒洗淨 乾木瓜 人參去芦

蓬莪朮火煨 丁香皮不見火 半夏湯泡各二分 赤茯苓去皮

石菖蒲各三分 草菓仁五分 紫蘇葉 檳榔

白朮 肉桂 木通各六分 沉香七分

右細切分作一服每服加生姜三片大棗一枚水一盞半煎至一盞去柤服

○丹溪活套云蒼天之氣貴乎清淨若沾然充塞乎宇宙之間以為生生不息之運用者此一元之正氣也彼為雲為霧為風雹為雷霆鼓舞於天地之間者皆山澤濕熱薰蒸之氣也在人者亦由是焉其清純之元氣與血並行循環無端未嘗有盈虧也彼衝擊橫行于藏府之間而為痛為痞滿為積聚等証者亦由天地間雲雷之鼓舞因濕熱鬱蒸而發者也濕熱鬱蒸之久在天地則為霖雨雹雪等物在人身者為積聚為痃癖為痰氣痞滿之類治之之法在胸臆之間而為痞滿刺痛伏梁等証者二陳湯加枳實黄連桔梗瓜蔞仁木香之類在下焦而為奔豚七疝等証者本方加桃仁山查梔子枳核茴香川楝荔枝核之類在兩脇攻

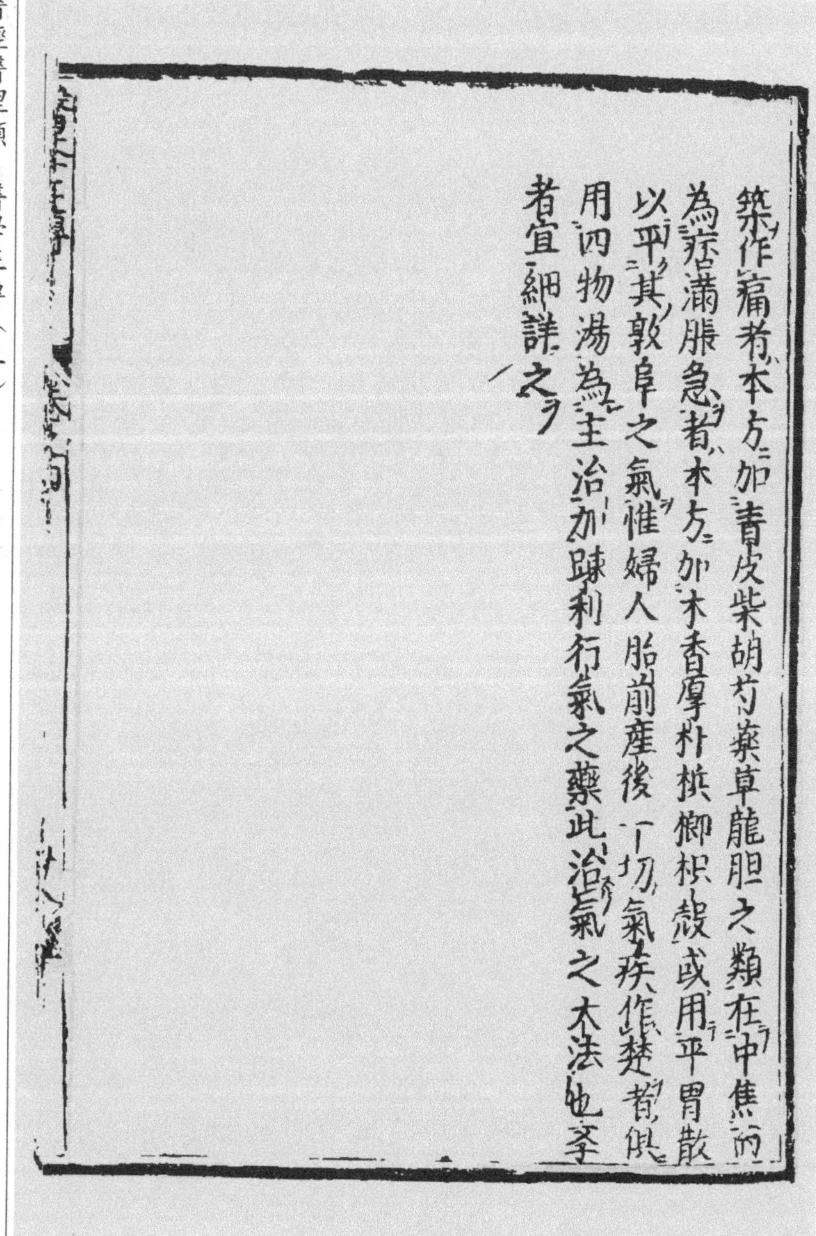

築作痛者本方加青皮柴胡芍藥草龍胆之類在中焦而為痞滿脹急者本方加木香厚朴枳殼或用平胃散以平其敦阜之氣惟婦人胎前產後一切氣疾作楚者俱用四物湯為主治加踈利行氣之藥此治氣之大法也學者宜細詳之

論　三十五

内經曰肝脉大急沉皆為疝又曰三陽急為瘕三陰急為疝難經曰任脉之為病其内苦結男子為七疝夫所謂七疝者寒水筋血氣狐㿗七者是也子和曰寒疝者囊冷結硬如石陰莖不擧或控睪丸而痛得之於坐臥濕地或寒月涉水或値雨雪或坐臥磚石或風冷處使内過房宜以温劑下之久而無子水疝者其状腎囊腫痛陰汗時出或囊腫状如水晶或囊痒而搔出黄水或小腹按之作水聲得之於飲水醉酒使内過勞汗出而遇風寒濕之氣聚於囊中故水多令人為卒疝宜以逐水之劑下之（好有獨鍼法恐誤不錄）筋疝者其状陰莖腫脹或潰而為膿裏急筋縮或莖中作痛痛極則痒或挺縱不收或出白物如精隨溲而下得之於房室勞傷及邪術所使

宜以降心火之劑下之血疝者其狀如黃瓜在小腹兩傍橫骨兩端約紋中俗名便癰得之於重感春夏大燠勞於使內氣血流溢滲入脬囊留而不去結成癰腫膿少血多宜以和血之劑下之氣疝者其狀上連腎腧下及陰囊多得於號哭忿怒則氣鬱之而脹號哭怒罷即氣散者是也有一治法以針出氣而愈然針有得失宜以散氣之藥下之也或小兒亦有此疾俗名偏墜得之於父已年老或年少多病陰痿精怯強力入房因而有子胎病也此証難治惟築賓一穴有灸之而愈者（灸法宜考灸經）狐疝者其狀如仰瓦臥則入小腹行立則出腹入囊中如狐晝出穴而溺夜入穴而不溺此疝出入往來上下正與狐相類也亦與氣疝大同小異宜以逐氣流經之劑下之㿗疝者其狀陰囊大如升斗不癢不痛者是也得之於地氣卑濕故江淮之間多有之宜以去濕之劑下之女子

陰戸凸出雖亦此類乃熱則不禁固也不可便認為虛寒而温之補之本名曰瘕宜以苦藥下之以苦堅之愚按子和論七疝病源至為詳悉但其處方一以攻下之法為主治不能使人無疑耳既曰多由房勞致虛而作其可一一例施之以攻下之法乎大抵七疝為病有非房勞所致即是遠行辛苦渉水履冰熱血得寒而凝滯於小腸膀胱之分或湿熱乘虛而流入於足厥陰之經古方一以為寒而純用烏附等熱藥為治我丹溪先生獨斷為湿熱此發古人之所未發者也夫熱鬱于中而寒束于外宜其有非常之痛故治法宜驅逐本經之湿熱消導下焦之瘀血而以寒因熱用之法立方處治即寒易愈而病易退也其攻下之法愚故未敢試而行之以俟識者並刑論學者宜致思焉

脉法

内經曰肝脉大急沉皆為疝心脉滑搏急為心疝肺脉沉搏為肺疝〇又三陽急為瘕三陰急為疝〇少陰脉滑則病肺風疝太陰脉滑則病脾風疝陽明脉滑則病心風疝太陽脉浮則病腎風疝少陽脉浮則病肝風疝

脉經曰寸口脉弦而緊弦則衛氣不行衛氣不行則惡寒緊則不欲食弦緊相搏則為寒疝

趺陽脉浮而遲浮則為風虚遲則為寒疝繞臍痛若發則自汗出手足厥寒其脉沉弦者烏頭湯主之

方法 丹溪方法凡十三條

丹溪曰疝氣者睾丸連小腹急痛也有痛在睾丸者有痛在五樞穴邊者皆足厥陰之經也或無形或無聲或有形如瓜或有聲如蛙自素問而下皆以為寒蓋寒主收引經絡得寒則收而不行所以作痛然亦有踰冰涉水終身不病

此者無熱故也大抵此証始於湿熱在經鬱而至久又得寒氣外束不得疎散所以作痛昔只作寒論恐爲未備或曰厥陰經鬱積湿熱何由而致乎曰大勞則火起於筋醉飽則火起於胃房勞則火起於腎大怒則火起於肝積之久母能令子虚湿氣便盛濁液凝聚併入血隧流于厥陰厥陰屬木係于肝爲將軍之官其性急速火性又暴爲寒所束宜其痛之太暴也有以烏頭梔子作湯服之其效亦捷後用此方隨形証加減與之無不驗但湿熱又當分多少而治湿則腫多癪病是也又有挾虚而發者當以參术爲君疎導藥佐之脉甚沉緊而豁大無力者是也其痛亦輕但重墜牽引耳專主肝經與腎絶無相干切不可下劫藥神効盡湿熱因寒鬱而作用梔子以降湿熱烏頭以破寒鬱况二物皆下焦之藥而烏頭爲梔子之所引其性急

速不容胷中停留也又謂按之不痛者屬虛須加肉桂以姜汁丸服

○一方定疝痛用海石香附爲末姜汁調下

○又方治諸疝定痛速効用枳核梔子糖毬即山査茱萸各炒濕盛者加荔枝核炒爲末丸服或用長流水調末子空心服一二錢一本有川練子

○又方治食積與瘀血成痛者一云小腹痛者有瘀血及有積熱者

梔子仁　桃仁　山査　枳實

茱萸　右爲末順流水入姜汁作湯調服

○又方治陽明經受濕熱傳入大腸惡寒發熱小腹連毛際結核悶痛不可忍用山梔桃仁枳核並炒　山査各等分入姜汁煎熱服

○蓋不痛者屬虛必用桂枝山梔子炒烏頭炮右件爲細末

姜汁打糊丸為梧桐子大每服四五十丸𤸷痛効

○一方治癩腰痛者（一本腰不痛者 一本治癩腰）藥蒼朮南星白芷山查半夏川芎枳實神麯糊丸服

○諸疝發時用海石香附二味為末生姜汁入湯調服亦治心痛因清痰而作痛者

○又治疝方橘核（炒） 桃仁（研） 梔子（炒） 茱萸（炒） 川烏（炮） 水煎服

○小腸氣腎核脹痛蒼朮陳皮川練子（各二錢半） 甘草（半錢） 紫蘇（一錢）

細切酒水各一盞連鬚葱白五莖煎服

○𤸷疝藥用烏頭梔子（炒） 擂細順流水入姜汁調服

○陰囊腫脹大小便不通

白牵牛（二兩） 桑白皮 白朮 木通（去節）

陳皮（各半兩） 右為細末每服二錢姜湯調下空心服

○凡疝氣挾虛者必以參朮為君佐以疎道之藥加川練子並回

香枳實山查梔子之類炒

○三因葱白散治一切寒症作痛

川芎　當歸　枳殼炒　厚朴炒

官桂　青皮　乾姜　茴香炒

茯苓　川練　麥蘖炒　神麯炒

三稜炒　莪朮　熟地黄　白芍藥

木香　人參各等分

右細切每服五錢加葱白二莖鹽少許水煎空心溫服之

冊溪

○又方桃仁十四箇枸橘子十四箇瓦上炒山梔子九枚炒去皮呉茱萸七十粒山查子十四箇並炒生姜一楷大橘細以順流水一鍾盪起煎數沸連柤服之

冊溪

○又方治癩不痛用蒼朮神麯白芷山查川芎梔子半夏入姜煎服之

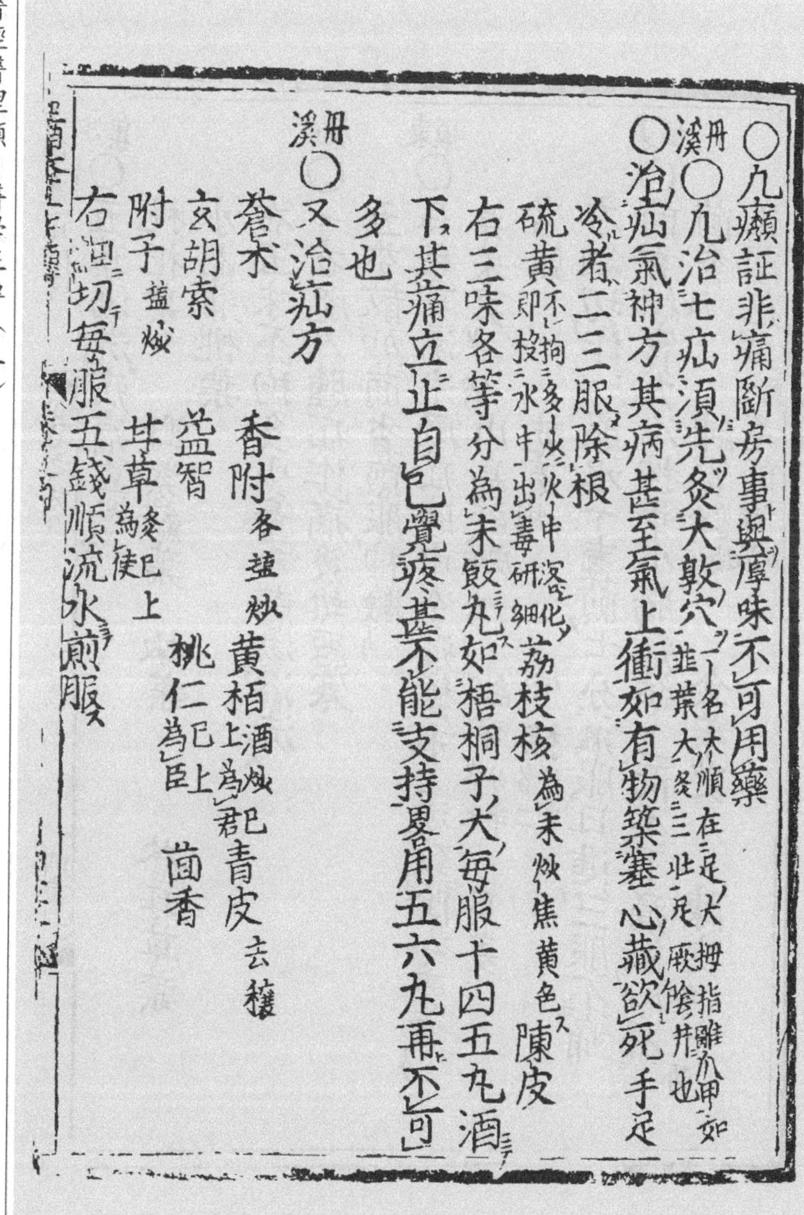

○凡癩証非痛斷房事與厚味不可用藥

丹溪○凡治七疝須先灸大敦穴（一名大順在足大拇指離爪甲如韭葉大灸三壯足厥陰井也）

○治疝氣神方其病甚至氣上衝如有物築塞心藏欲死手足冷者二三服除根

硫黄（不拘多少火中溶化即投水中出毒研細） 荔枝核（為末炒焦黄色） 陳皮

右三味各等分為末飯丸如梧桐子大每服十四五丸酒下其痛立止自已覺疼甚不能支持畧用五六九再不可多也

丹溪○又治疝方

蒼术 香附（各鹽炒） 黄栢（酒炒已上為君） 青皮（去穰）

玄胡索 益智 桃仁（已上為臣） 茴香

附子（鹽炒） 甘草（炙已上為使）

右㕮咀每服五錢順流水煎服

外集○五葉湯洗疝痛立効

枇杷葉　野紫蘇葉　椒葉　蒼耳草葉

水晶蒲桃葉

右五味不拘多少量水煎湯浴洗

丹溪○一方肥人腫疝作痛發熱惡寒

五苓散加茴香煎服神驗

東垣○呉茱萸湯治厥疝腹中冷痛積氣上逆致陰冷囊寒

呉茱萸半錢　川烏頭炮去皮　細辛各七分半　良姜

當歸　乾姜炮　官桂各二分半

右細切作一服水一盞煎七分溫服日進三服不痛

東垣○茴香練實丸治控睾小腸痛結上而不下痛衝心膈

茴香炒　練實去核炒　食茱萸　陳皮各一兩

馬藺花醋炒一兩　芫花醋炒半兩

右為細末醋糊為丸如梧桐子大每服十丸至二十丸空
心溫酒下

寶鑑 ○蒺藜湯治陰疝牽引小腹痛諸厥疝即陰疝也喜欲房勞
痛不可忍

蒺藜去刺炒 附子炮去皮臍 梔子仁各一錢

右細切作一服水一盞煎至六分食前溫服亦治前控睾證

東垣 ○木香散治心疝小腹痛悶絶不已

木香 陳皮各半錢 良姜 訶子皮
赤芍藥 枳實炒各二分半 草豆蔻 川芎
黒丑各一分

右細切水一盞煎七分去柤溫服

局方 ○香殼散治小腸氣臍腹疞痛筋急陰股中痛悶暈不省人
事

舶上茴香炒鹽　枳殼麩炒各一兩　沒藥半兩

右為細末每服一錢溫酒調下不拘時併進二三服效

○寶鑑沉香桂附丸　治中氣虛弱脾胃虛寒藏府積冷心腹疼痛手足厥逆冷便利無度七疝引痛喜熱物熨盪証

沉香　附子炮　川烏炮　乾姜炮

良姜　官桂　吳茱萸湯炮去苦　茴香炒各一兩

右為細末醋煮麪糊為丸如梧桐子大每服五十丸至七十丸空心米飲下

○元戎加味五苓散　治疝氣卒腹痛小便秘澁

本方加川練子一分

右為細末每服二錢空心米飲調下

寶鑑

○茴香練實丸　治陰疝痛不可忍及小腸氣痛

川練子炒　茴香炒　山茱萸　食茱萸

吳茱萸　青皮　陳皮　芫花醋煑比前方宜減半

馬蘭花各等分　較之前方多吳茱萸、青皮。

右為細末，醋糊丸如梧桐子大，每服三十丸，空心溫酒下。

寶鑑○天台烏藥散　治小腸疝氣，牽引臍腹疼痛。

烏藥　木香　茴香炒　青皮

良薑炒各半兩　檳榔二枚　川楝子五枚　巴豆七十枚

右先以巴豆微打破，用川楝子麩炒黑，去麩及巴豆不用，其餘藥同為細末，每服一錢，溫酒調下；甚者，姜酒調下。

寶鑑○濟生葵子湯　治膀胱實熱，腹脹，小便不通，口舌乾燥，膀胱作痛。

赤茯苓　豬苓　冬葵子　枳實

瞿麥　木通　黃芩　車前子

滑石各半兩　甘草二分半

右細切作一服加生薑三片水煎空心服

○丁香練實丸治男子七疝痛不可忍婦人瘕聚帶下皆任脉所主陰經病也乃腎肝受邪故治同法

當歸　附子炮　茴香炒　川練子各一两

右細切用好酒三升同煑酒盡為度焙乾為細末每末子一两入

丁香　木香各半分　玄胡索五分　全蝎十三箇炒

右為末與前藥同拌匀酒糊為丸如梧桐子大每服三十丸加至一百丸空心温酒送下

外集○一捏金散治七疝及奔豚氣痛不可忍者神効方見氣門

○冊溪活套云凡治七疝多用熱藥而獲効者郎内經從治之法耳須用寒凉藥監制之不可純用大熱之劑如烏頭附子之類冷入久服多服必變劇不可治矣但宜以二陳湯

加枳實橘核梔子山査等藥煎入生姜汁熱辣飲之○如有瘀血作痛者本方加玄胡索桃仁泥○如有氣作痛者本方加木香茴香練實等藥○如六脉沉細手足厥冷者本方加附子乾姜肉桂之類以佐之○如睪丸痛甚者加荔枝核乳香沒藥為細末調入本方煎藥內或另用順流水調服亦可○如木腎腫大如升斗者本方去甘草加海藻昆布荔枝核茴香川練等藥為末順流水調服作丸子亦可

○祖傳經驗馬藺花丸治七疝癩氣及婦人陰癩墜下小兒偏墜等証無有不効者

馬藺花醋炒　川練子　橘核　海藻

海帶　昆布三味俱用酒洗　桃仁去皮尖各一兩　厚朴姜製

木通　枳實炒　玄胡索　肉桂

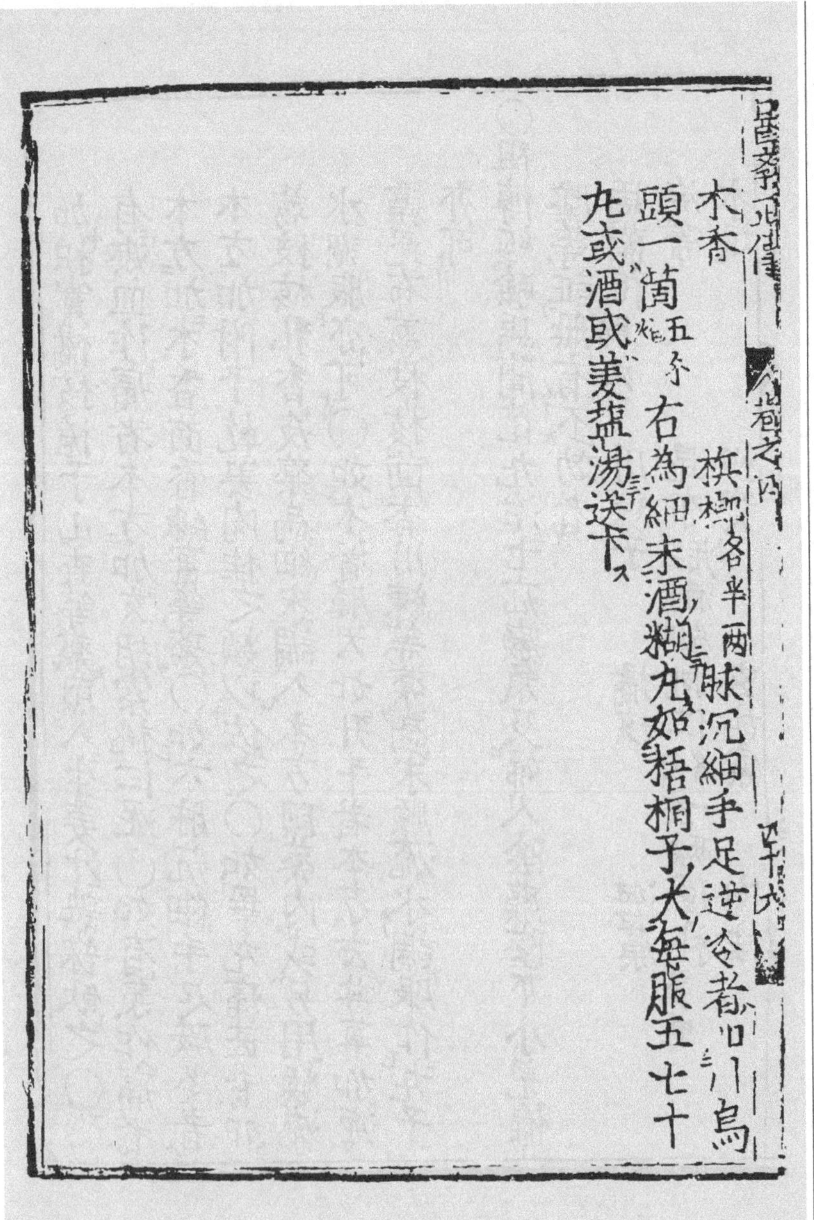

醫家元傳　卷之四　第

木香　枳椇各半兩脉沉細手足逆冷者加川烏

頭一箇炮五分右為細末酒糊丸如梧桐子大每服五七十

丸或酒或姜鹽湯送下

脚氣三十六

論

内經曰諸濕腫滿皆屬脾土又曰傷於濕者下先受之蓋脾主四肢足居於下而多受其濕濕鬱成熱濕熱相搏其病作矣是以先從氣衝穴隱核痛起及兩足脛紅腫或惡寒發熱狀若傷寒筋攣掣痛是其候也或一旬或半月復作如故漸漸而致於足筋腫大如瓜瓠者多有之矣東南卑濕之地比比皆是西北高燥之方鮮或有之古方名為緩風宋元以來呼為脚氣原其所由非止一端有從外感而得者有從内傷而致者所感雖有内外之殊其為濕熱之患則一也故異法方宜論云北方者其地高陵居風寒氷冽俗飲醯醫而肉食皆以飲多速飲為能經曰因而大飲則氣逆夫乳酪醇酒者濕熱之物飲之屬也加以奉養太過又滋其濕水性人下

氣不能呴故下注於足脛積久而為腫滿疼痛此飲之流
之所致也東南地勢卑下濕氣迷漫山澤行履坐卧無處不
有若稟壯而氣實者不能侵或其氣虛血少之人或遇房勞
及負重遠行衝冒雨雪寒濕乘虛而客襲於足而成此證是
外感寒濕之所致也大抵病因有內外之殊而治法無表裏
之異耳故為治者宜通用蒼朮白朮之類以治其濕知母黃
栢條芩之類以去其熱當歸芍藥生地黃之類以調其血木
瓜檳榔之類以行其氣羌活独活以利關節而散風濕兼用
木通防己川牛膝之類引藥下行及消腫去濕以為此證大
法不過如此東垣曰濕淫所勝治以苦溫以苦辛發之透關
節勝濕為佐以苦寒泄之流濕清熱為臣故立當歸拈痛湯
以治之其效捷如影響針經曰有道以來必有道以去治宜
多以燔針為佳以導引其濕熱之氣外出也學者宜詳究焉

脉法

脉弦者風，濡弱者濕，洪数者熱，遲澁者寒，微滑者虚，牢堅者實。結則因氣，散則因憂，緊則因怒，細則因悲。

方法

丹溪曰：脚氣從濕，從下須提起其濕在下之藥，隨氣血用之。入心則恍惚謬妄，嘔吐，食不入，眠卧不安，左寸脉乍大乍小或乍有乍無者死。○入腎則腰脚腫，小便不通，呻吟自[illegible]額皆黑，氣衝胸而喘，左尺脉絶者死。

○治濕熱脚氣方

紫蘇　黄栢（鹽酒拌炒）　芍藥　木瓜

澤瀉　木通　防己　檳榔

蒼术　枳殻（麩炒）　甘草（炙）　香附

羌活

痛加木香，腫甚加大腹皮，發熱加黄連、大黄。

右細切水煎服痛除腫退則住服

○防已飲

黄栢酒炒　蒼术塩水炒　白术　防已各七分

生地黄　檳榔　川芎各半分　犀角屑

甘草節　木通　黄連各三分

右細切作一服水一盞半煎至一盞去粗食前温服○有熱加黄芩○熱甚及天令暄熱加石膏○有痰加竹瀝姜汁或南星○便秘加桃仁○小便秘澁加牛膝○如常腫者專主乎濕熱肥人加痰藥

○犍歩丸

蒼术　當歸尾各一兩　生地黄　陳皮

芍藥各兩半　川牛膝五分　大腹子三分　茱萸

條芩各五分　桂心一分

右為細末湯浸蒸餅為丸如梧桐子大每服一百丸白朮

木通湯下食前服

○加味四物湯治脚氣衝心

本方加炒黃柏煎服更於湧泉穴用附子末津調捏作餅

子貼穴上以艾灸多灸以泄引其熱下行

○一方治食積流注用

蒼朮　防己　黃柏酒炒　南星

川芎　白芷　犀角　檳榔

血虛加川牛膝龜板酒糊為丸服

已上皆肥藥法○轉筋屬血熱四物湯加酒芩紅花煎服○有筋動於

足大指上至大腿近腰結了此奉養厚因風寒而作又當

加蒼朮南星

東垣○羌活導滯湯治脚氣初發一身盡痛或肢節腫痛便溺阻

腫先以此藥導之後用當歸粘痛湯以徹其邪

羌活　獨活各一錢二分　防已　當歸尾各七分

大黃二錢四分　枳實五分

右細切作一服水一盞半煎至一盞去柤空心溫服

○當歸粘痛湯治濕熱脚氣為病肢節煩疼肩背沉重胸脅不利兼遍身疼痛下注足脛腫痛脚膝生瘡赤腫及裏外生瘡膿水不絕或痒或痛並宜服之

羌活一錢　人參　苦參　升麻

葛根　蒼朮各四分　甘草炙　黃芩酒炒

茵陳酒炒各一錢　防風　當歸身酒洗　知母去毛酒制

澤瀉　豬苓去皮　白朮各半錢

右細切作一服水二盞煎至一盞去柤空心溫服臨卧再進一服

（一）開結導引丸治脚氣飲食不消心下痞悶

白朮　橘紅　澤瀉　茯苓

神麯炒　麥芽麵炒　半夏炮七次各一兩　枳實麩炒

巴豆霜各二錢半　青皮　乾生姜各五錢

右為細末湯浸蒸餅為丸如梧桐子大每服五十丸或一八十丸溫水下

（二）因○麻黃左經湯治風寒濕流注足太陽經腰脚攣痹關節重痛增寒壯熱無汗惡寒或自汗惡風頭痛脚軟等證並皆治之

麻黃　乾葛　細辛　白朮

茯苓　防已　肉桂　羌活各半錢

甘草　防風去芦各二分半

右細切作一服加生姜三片大棗一枚水煎服

○半夏左經湯治足少陽經為風寒濕流注發熱腰脇く疼頭目眩暈嘔吐不食熱悶煩心腿痹緩縱不能行歩

半夏　乾葛　細辛　白朮

麥門冬　茯苓　肉桂　防風

乾姜　黄芩各半錢　小草　甘草

柴胡各二分

右細切作一服加生姜三片大棗一枚水一盞半煎至一盞溫服如熱悶加竹瀝喘急加杏仁桑白皮

三因○六物附子湯治四氣流注於足太陰經骨節煩疼四肢拘急自汗短氣小便不利手足或時浮腫

附子炮　肉桂　防巳各一錢　甘草炙五分

白朮　茯苓各七分半

右細切作一服加生姜三片水一盞半煎至一盞溫服

○局方檳榔丸治足三陰經為四氣所乘發為攣痺緩縱上攻胸脇肩背下注脚膝疼痛足心發熱行步艱難

薏苡仁炒　南星炮　石南葉　石斛

檳榔　萆薢　川牛膝酒洗　羌活

防風　木瓜各四两　黄芪　當歸尾

天麻　續斷各一两

右細末酒糊為丸如梧桐子大每服五十丸塩湯下

局方　○五積散治寒濕流注經絡脚膝腫滿疼痛等證方見腹痛門

○導水丸治脚氣跗腫疼痛或發熱惡寒濕熱大盛者

大黄　黄芩各二两　黑丑取頭末　滑石各四两

右為細末滴水為丸如梧桐子大每服四五十丸温水送下以利為度

河間　○除濕丹治諸濕病腰膝腫痛足脛浮腫筋脉勁急津液凝

澁便滴不利等証

檳榔　甘遂　威灵仙　赤芍藥

澤瀉　葶藶子各二兩　乳香　没藥各一兩

黒丑半兩　大戟炒三兩　陳皮四兩

右為細末麪糊為丸如梧桐子大每服五十丸温水下以利為度

河間○三花神祐丸治濕熱流注足膝浮腫肢節煩疼行步重墜等証方見痰飲門

○祖傳經驗杉木節飲治脚氣發作悪寒發熱兩足腫大心煩体痛垂死者

杉木節四兩　檳榔七枚　大腹皮酒洗　青橘葉四十片

右細切作一服用順流水三升煎至一升分作三服一日服盡如大便通利黄水其病除根未愈過數日再煎一劑

服之病根去為度外以杉木橘葉不拘多少煎湯洗之入神効

○又經驗勝濕餅子治遠年腳氣足脛腫如瓜瓠者

黑丑一兩取頭末五錢　白丑一兩取頭末五錢　甘遂滾珠者五錢

右三味用同研極細外用舊麥麸一兩半連藥末和勻水調捏為餅子如折三錢大放飯上蒸熟每服一餅細嚼茶清送下以利為度未利又服一餅忌甘草菘菜生冷油膩魚腥等物

痛風 古名痛痺 三十七

論

內經曰諸風掉眩強直支痛緛戾裏急筋縮皆足厥陰風木之位肝膽之氣也又曰風寒濕三氣雜至合而為痺其風氣勝者為行痺寒氣勝者為痛痺濕氣勝者為著痺以冬遇此為骨痺以春遇此為筋痺以夏遇此為脈痺以至陰六月也遇此為肌痺以秋遇此為皮痺夫古之所謂痛痺者即今之痛風也諸方書又謂之白虎歷節風以其走痛於四肢骨節如虎咬之狀而以其名名之耳丹溪曰大率因血虛受熱其血已自沸騰或加之以涉水受濕熱血得寒汚濁凝滯不得運行所以作痛夜則痛甚行於陰也治以辛溫監以辛涼流散寒濕開通欝結使血行氣更能慎口節慾無有不安者也

脉法

脉經曰脉濇而緊者痺少陰脉浮而弱弱則血不足浮則爲風風血相搏則疼痛如掣

或人脉濇小短氣自汗出歷節疼不可屈伸此皆飲酒汗出當風所致也

寸口脉沉而弦沉則主骨弦則主筋沉則爲腎弦則爲肝汗出入水中因水傷心歷節痛而黄汗出故曰歷節風也

味酸則傷筋筋傷則緩名曰泄味鹹則傷骨骨傷則痿名曰枯枯泄相搏名斷泄榮氣不通衛不獨行榮衛俱微三焦無御四屬斷絶身体羸瘦獨足腫大黄汗出脛冷假令發熱變爲歷節風疼痛不可屈伸

方法

法凡十條 丹溪方法

丹溪曰因濕痰濁血流注爲病以其在下焦道路遠非烏附氣壯不能行故用爲引經若以爲主治之非惟無益而有

殺人之毒也病必行氣流濕舒風導滯血補新血降陽升
陰治有先後須明分腫與不腫可也不可食肉肉屬陽大
能助火素有火盛者小水不能制若食肉厚味下有遺溺
上有痞悶須將魚腥麪醬酒醋皆斷去之先以二陳湯加
酒浸白芍藥少佐以黃連降心火看作何應又為區處也

○大法用蒼朮南星川芎白芷當歸酒芩在上者加羗活桂枝
桔梗威靈仙在下者加牛膝防己木通黃栢

○加味四物湯治白虎歷節風証本方加
桃仁　牛膝　陳皮　茯苓
甘草　白芷　草龍胆
如痛在上者屬風加羗活桂枝威靈仙在下者屬濕加
牛膝防己木通黃栢○氣虛者加人參白朮龜板○有痰
者加南星半夏生姜○血虛者倍川歸川芎佐以桃仁紅

花水煎服之

○因痰者二陳湯加酒洗黃芩羌活蒼朮

○因濕者用蒼朮白朮佐以竹瀝薑汁及行氣之藥或曰有濕鬱而周身走痛或關節間痛遇陰寒即發當作濕鬱治或用白朮一味酒煎服之其痛立愈

○肥人多是濕與痰飲流注經絡脉必滑瘦人多是血虛與熱脉必濇

○下部有濕腫痛用防己龍膽草黃柏知母固是捷藥若肥人病此宜蒼朮白朮南星滑石茯苓之類瘦人宜用當歸紅花桃仁牛膝檳榔等藥

○薄桂味淡者能橫行手臂須南星蒼朮等藥至痛處

○威靈仙治上体痛風人虛弱勿用

一方治上中下痛風

黄連酒炒　蒼术米泔浸二宿　南星各二兩　神麯炒
台芎各一兩　防已　白芷　桃仁各五錢
威靈仙酒炒　桂枝橫行手臂　羌活各三錢　草龍膽一錢五分
酒紅花五分

右為細末，神麯糊丸如梧桐子大，每服一百丸，空腹服之。

○大羌活湯　治風濕相搏，肢節疼痛。

羌活　升麻各一錢　獨活七分　蒼术
防已　威靈仙　川歸　茯苓　白术
澤瀉各五分

右細切，作一服，水一盞，煎至一盞，去柤，空腹溫服之。

○四妙散　東垣　治走注疼痛。

威靈仙酒浸焙乾五錢　羚羊角灰三錢　蒼耳子一錢半　白芥子炒一錢

右為細末，每服一錢，生姜湯調下。

丹溪○一方治歓酒湿痰痛風

黄栢酒炒　威靈仙酒炒五錢各　蒼朮米泔浸一宿　羌活三錢

甘草三錢　陳皮去白　芍藥各一錢

右為細末每服一銭七生姜湯調下

丹溪○凡因久痢后両脚痰軟疼痛或膝腫如皷槌者此亡陰也宜以芎歸熟地黄等補血藥治之自愈挟氣虚者加参芪挟風湿者加羌活防風白朮之類切不可純作風治妄燥其血終不能愈

丹溪○氣血両虚有痰濁陰火痛風

人参　山薬　海石　南星各一両

白朮　熟地黄　黄栢酒炒褐色　亀板酥炙各二両

乾姜燒存性　鎖陽各五錢　右為末酒糊為丸服末

丹溪○肢節腫痛痛屬火腫屬湿兼受風寒而發動於經絡之中

濕熱流注於肢節之間而無已也

麻黃去根節　赤芍藥各一　防風　荊芥

羌活　獨活　白芷　蒼朮

威靈仙　片芩酒浸　枳實　桔梗

葛根　川芎各半分　甘草　當歸梢

升麻各分三下焦加酒黃柏。婦人加酒紅花。腫多加梹榔大腹皮澤瀉，更加沒藥一錢定痛尤妙。一云脉澁數者有瘀血，宜用桃仁紅花芎歸，加大黃微利之。

補○二妙散　治脚膝下焦濕熱成痛

黃柏酒浸焙乾二兩　蒼朮米泔浸春秋二宿冬三宿夏一宿四兩

右為細末，沸湯入姜汁調服，或用蒸餅為丸，姜塩湯送下五二味皆有雄壯之氣，表實氣實者加酒少許佐之，有氣加氣藥，血虛加補血藥，痛甚者加生姜汁熱服。

丹溪○潜行散用黄栢一味酒浸曝乾為細末每服方寸匕四物湯調下治血虚陰火痛風藥也多服貼數取効

丹溪○手臂痛是上焦濕痰横行經絡中作痛也

半夏　酒芩　白朮　南星
香附各一錢　陳皮　茯苓各五分　蒼朮一錢半
威灵仙三錢　甘草三分

右細切作一服加生姜五片水二盞煎至一盞食後服

丹溪○加味二陳湯治臂痛

本方加酒芩羌活威靈仙入姜水煎食後温服

丹溪○一方治痛風神効

赤芍藥　青皮各一錢半　紫威　台芎各七分
威靈仙　木鱉子一錢半　防風七分半　甘草五分

右細切作一服酒煎服之

丹溪○治婦人胷背脇走痛。

赤芍藥一錢　桂枝　蒼术各半錢　香附

炒黃栢各一錢　威靈仙七錢半酒拌濕炒　甘草五分大

右細切作一服水二盞煎至一盞服。

丹溪○治走注疼痛方

威靈仙　蒼术　桂枝　川歸

桃仁去皮尖炒各一錢　生桃仁七個　甘草二錢　川芎一錢半

右細切作一服加生姜五片水二盞煎至一盞入童便竹瀝各半盞再煎至一盞熱服忌猪羊鷄肉魚醒濕麪。

丹溪○定痛丸治風濕一切痛。

乳香　沒藥　金星草　地龍去土炒

五靈脂　木鱉子去壳

右各等分為細末煉蜜為丸如彈子大每服一丸温酒磨

化下或只作小丸溫酒送下亦可

愚按○世俗有用草藥而獲速效者如用石絲以為之君過山龍等以為之佐皆性熱而燥者不能養筋滋陰但能燥濕病之淺者濕痰得燥而開瘀血得熱而行故有速效若病之深而血少者愈劫愈虛而病愈深矣戒之戒之

○黄芪酒治風寒濕痺身体頑麻皮膚燥痒筋脉攣急語言蹇澁手足不遂等証

黄芪　防風　桂枝　天麻

萆薢　石斛　虎脛骨酥炙　白芍藥

當歸　雲母粉　白朮　茵芋葉

木香　仙灵脾　甘草　川續斷各一兩

右細切以生絹袋盛用無灰好酒一斗以瓷罐浸之包封罐口勿令泄氣春五夏三秋七冬十日每服一盞溫飲之

不拘時候

局方　○獨活寄生湯　治肝腎虛弱，感冒風濕，致痿痺，兩足緩縱軟弱，不仁。方見腰痛門

○防風天麻散　治風濕麻痺，肢節走注疼痛，中風偏枯，或暴瘖不語，內外風熱壅滯昏眩。

防風　天麻　川芎　羌活

白芷　草烏頭　白附子　荊芥穗

當歸　甘草各半兩　白滑石二兩

右為細末，每服半錢，加至一錢，熱酒化蜜少許調下，藥力運行，微麻為度。或煉蜜為丸，如彈子大，每服半丸至一丸，熱酒化下。白湯亦可。此藥散鬱用結，宣風通氣之妙劑。

局方　○舒筋湯　治臂痛不能舉，蓋是氣血凝滯，經絡不行所致。一名通氣飲子，一名五痺湯，其效如神。

片子姜黃 甘草炙 羌活各二 海桐皮去外皮
當歸去頭 赤芍藥 白朮各一兩
右細切作一服加生姜三片水一盞半煎至一盞去粗磨
沉香水少許入內溫服凡腰已上痛食後腰以下痛食前
○祖傳經驗九藤酒治遠年痛風及中風左癱右瘓筋脉拘急
日夜作痛叫呼不已等証其功甚速
青藤 鈎鈎藤 紅藤即理省藤也 丁公藤又名風藤
桑絡藤 兔絲藤即無根藤 天仙藤即青木香也 陰地蕨名地茶取根
五味子藤俗名紅內消 忍冬藤各二兩
右細切以無灰老酒一大斗用磁罐一箇盛酒其藥用真
綿包裹放酒中浸之密封罐口不可泄氣春秋七日冬十
日夏五日每服一盞日三服病在上食後及臥後服病在
下空心食前服

○經驗加味二妙丸治兩足濕痺疼痛或如火燎從足跗熱起漸至腰胯或麻痺痿軟皆是濕為病此藥主之

蒼朮四两米泔浸　黄柏二两酒浸日乾　川牛膝一两去芦　當歸尾一两酒洗

川萆薢一两　防已一两　龜板酥炙一

右為細末酒煑麪糊為丸如梧桐子大每服一百丸空心姜塩湯下

○經驗川木通湯　一男子年四十歲因感風濕得白虎瀝節風証変身抽掣疼痛足不能履地者三年百方不効身体羸瘦骨立自分於死一日夢與木通湯服愈遂以四物湯加木通服不効後以木通二两剉細長流水煎汁頓服服後一時許變身痒甚上体發紅丹如小荳大粒舉家驚惶隨手没去出汗至腰而止上体不痛矣次日又於前煎服下体又發紅丹方出汗至足底汗乾後遍身舒爽而無痛矣

一月後人壯氣復步履如初後以此法治數人皆驗故錄於此以示後學

○經驗熏洗痛風法治手足令痛如虎咬者

用樟木屑一斗以急流水一担熬沸以樟木屑置於大桶內桶边放二兀凳用前沸湯泡之桶內安一矮凳子令人坐桶邊放脚在內外以草薦一領圍之勿令湯氣入眼恐壞眼其功甚捷

痿証三十八

論

內經曰肺熱葉焦五藏因而受之發為痿躄心氣熱為脉痿則脛縱而不任地肝氣熱為筋痿故筋急而攣脾氣熱為肉痿則胃乾而渴肌肉不仁腎氣熱為骨痿則腰脊不舉骨枯而髓減又曰治痿者獨取陽明一經陽明者五藏六府之海

上潤宗筋能束骨而利機關也衝脈者經脈之海也主滲灌谿谷與陽明合於宗筋陰陽總宗筋之會會於氣衝而陽明為之長皆屬於帶脈而絡於督脈故陽明虛則宗筋縱帶脈不引故足痿不用也治法各補其榮而通其俞調其虛實和其逆順筋脈骨肉各以其時受月則病已言治諸痿宜調補各藏以待其旺月而病安也

丹溪曰內經謂諸痿起於肺熱又謂治痿獨取陽明一經蓋肺金體燥居上而主氣畏火者也脾土性濕居中而主四肢畏木者也火性炎上若嗜慾無節則水失所養火寡于畏而侮所勝肺得火邪而熱矣木性剛急肺受熱則金失所養木寡于畏而侮所勝脾得木邪而傷矣肺熱則不能管攝一身脾傷則四肢不能為用而諸痿作矣瀉南方則肺金清而東方不實何脾傷之有補北方則心火降而西方不虛何肺熱之有故陽明實則宗筋潤能束骨而利機關矣治痿之

出於此雖然天產作陽厚味發熱凡病痿者若不淡薄吾知必不能保其安全也又曰內經論風論痿各有篇目源流不同治法迥異局方以治風之藥通治諸痿何其謬哉按丹溪此論一出掃盡千古之弊學者覩而不視則為瞶者之雷霆聾者之日月耳夫醫為人之司命其可不盡心於此乎

脉法

脉經曰肺痿脉必浮而弱其人欲欬不得欬欬則出乾沫久

久則小便不利

寸口脉不出反為發汗陽脉早索陰脉不澁三焦踟蹰入而不出陰脉不澁身体反冷其内反煩多唾唇燥小便反難此為肺痿傷于津液便如爛瓜亦如豚膏但因誤發汗故也

方法 丹溪方法 凡五條

丹溪曰有痰熱有痰有血虛有氣虛亦有死血者有食積然

碍升降者。盧氏曰：上文論痿起於肺熱，實痿之本，爲治法之大要也。而此云然者，蓋以其發而爲病，所因所挾，或有不同，而主治亦當各著其所重也。

○東垣取黄栢爲君，黄芪等補藥爲輔佐，以治諸痿，無一定之方。有兼痰積者，有濕多者，有熱多者，有濕熱相半者，有挾氣者，臨病制方，其善於治痿者乎。

○濕熱用東垣健步丸，加燥濕降火之劑，黄栢、黄芩、蒼朮之類。

○濕熱用二陳湯加蒼朮、白朮、黄芩、黄栢之類，入竹瀝、姜汁。

○血虚用四物湯加蒼朮、黄栢，下補陰丸。

○氣虚用四君子湯加蒼朮、黄芩、黄栢。

○黄栢、蒼朮治痿之要藥也。

○虎潛丸、補腎丸皆可治痿。

（丹溪）加味四物湯　治諸痿四肢軟弱，不能舉動。

當歸身一錢　熟地黄三錢　白芍藥　川芎各七分

五味子九枚　麥門冬一錢　人參半錢　黃柏一分

黃連半錢　知母三分　杜仲七分半　牛膝三分足不軟者不用

蒼朮一錢半

右細切作一服水二盞煎至一盞空心溫服酒糊為丸服亦可　一云血虛者以四物湯加黃柏蒼朮下補陰丸

東垣○健步丸　治膝中無力屈伸不便腰背腿脚沉重行步艱難

羌活　柴胡　滑石炒　甘草炙

瓜蔞根酒洗　肉桂各五分　防風　澤瀉各三錢

防己一兩酒洗　川烏炮　苦參三錢酒浸各一

右為細末湯煮麪糊為丸如梧桐子大每服七十丸煎愈風湯下　一云荊芥湯下按荊芥湯又號為愈風湯也

局方○大防風湯　治兩足痿弱或沉重麻痺不能行動兩膝虛腫名曰鶴膝風等證方見中風門

動

祖傳經驗治兩足痿弱軟痛或如火焙從足踝下上衝腿胯等證因濕熱所成者

蒼朮（米泔浸二宿） 黃柏（酒浸日曬乾各四兩） 牛膝（去蘆三兩） 龜板（酥炙）

虎脛骨（酥炙） 防己（各一兩） 當歸尾（二兩）

右為細末麵糊為丸如梧桐子大每服七十丸或一百丸空心薑鹽湯下一方加炮附子五錢

又經驗鹿角膠丸治血氣虛弱兩足痿軟不能行動久臥床褥之證神效

鹿角膠 鹿角霜 熟地黃（各半斤） 川牛膝

白茯苓 兔絲子 人參（各二兩） 當歸身（四兩）

白朮 杜仲（各二兩） 虎脛骨（酥炙） 龜板（酥炙各一兩）

右為細末另將鹿角膠用無灰酒一盞烊化為丸如梧桐子大每服一百丸空心薑鹽湯下

論

內經曰腸胃為市無物不受無物不包又曰飲食自倍腸胃乃傷若失飲食不能謹節則朝損暮傷自傷成積積久成熱濕熱相生而諸般奇形之虫各從五行之氣而化生焉若腐草為螢之類是也外臺秘要所謂九虫者皆能食人府藏一曰伏虫長四寸許二曰蛔虫長尺許三曰白虫長四五尺餘四曰肉虫狀若爛杏五曰肺虫其狀如蠶六曰蝟虫狀如蝦蟇七曰弱虫又名膈虫狀如瓜瓣八曰赤虫狀如生肉九曰蟯虫狀如菜虫形至細微其伏虫又為諸虫之主也蛔虫生虫生發多則貫心即殺人白虫母子相生其形轉大而長亦能殺人肉虫食人令人煩滿肺虫令人咳嗽蝟虫令人嘔吐欬逆喜噦弱虫令人多唾赤虫令人腸鳴蟯虫居廣腸多

為痔漏則為惡癧因人瘡瘍以生諸癰疽癬痿瘑疥齲蝕者虫之類無所不為人亦不必盡有亦不必甚多或偏有或偏無皆能為害者也凡此諸虫依附腸胃之間若元氣尚實未為太害稍有虛損遂能侵蝕隨其虫動而變生諸病也若夫膈噎勞瘵癩風蠱脹狐惑傷寒等証無不生虫又如蟯鼠應声虫之類未易悉舉醫者宜於各類推而治之可也

脉法

脉沉實者生虛大者死　尺脉沉而滑者為寸白虫

䘌蝕陰疘脉虛小者生勁急者死

外臺云虫脉當沉弱而弦今反洪大即知蛔虫甚也

方法凡二條　丹溪方法

丹溪曰濕熱之生虫藏府虛則侵蝕上半月虫頭向上易治下半月虫頭向下難治（上二月字恐誤當作日字無半月轉頭之理也）先以

蜜或砂糖少吃引虫頭向上然後用殺虫藥

○腹内熱腸胃虚虫行求食上唇有瘡曰惑虫食其藏下唇有瘡曰狐虫食其肛

活人○治慝桃仁湯治狐惑唇口生瘡上唇虫食其藏下唇虫食其肛

桃仁　槐子　艾各五錢　大棗十五枚

用水二盞半煎至一盞半分二服

活人○雄黄鋭散治前証

雄黄　青葙子　苦參　黄連各二錢

桃仁一錢

右為末擣新艾汁和捏如小指頭大納穀道中治虫食其肛也

○寶鑑化虫丸治諸虫

鶴虱去土 檳榔 苦楝根東引不出土上者

胡粉一兩炒 明白礬二錢半枯

右為細末米糊為丸如梧桐子大二歲兒服五丸量人大小加減丸數溫漿水入生麻油三四點打勻空心下清米飲亦可不拘時候其蟲細小者皆化為水大者自下

聖濟〇集效丸

木香 鶴虱炒 檳榔 訶子麵裹煨去核

蕪荑炒 附子炮去皮臍 乾薑各七錢半 大黃一兩半

烏梅肉十四個

右為末煉蜜丸如麻子大陳皮湯或醋湯下三十五丸加黃連黃柏各七錢半

外臺〇萬應丸

檳榔五兩 大黃八兩 黑丑四兩三味為末肥皂莢蛀者不

苦楝根皮

右先以皂莢苦楝用水二大碗熬成膏一處搜和藥末爲丸如梧桐子大又以沉香木香雷丸各一兩爲末爲衣先以沉香衣次用雷丸衣又次用木香衣每服三丸四更時用砂糖水送下

此三方皆外臺 ○一方用鷄子炒白臘塵酒糊丸服治寸白虫

○一方黒鉛炒成灰檳榔末等分和勻米飲調下

○化虫丸能化虫爲水

硫黄一兩　木香五錢　密陀僧　附子一枚炮另爲末

右先以附子末醋一盞熬膏餘藥研爲細末以附子膏和勻丸如菉豆大每服二十丸荊芥茶清下

外臺 ○一方用苦樹根檳榔鶴虱三味濃煎湯飲之

○前胡湯治痺劳身熱內有白虫在脾爲病令人好嘔而吐

咳嘔而不出

前胡　白朮　赤茯苓　細辛

杏仁去皮尖，研　草龍膽　常山各一分　枳實

松蘿各七分　旋覆花五分　竹葉七片

右細切，作一服，水二大盞，煎至一盞，去粗，溫服。○若腹中熱滿悶，加芒硝半錢、梔子、黃芩、苦參各半錢，加水煎，忌桃李、雀肉、醋、生葱、菜等物。

外臺○茱萸根湯，治癖勞熱，內有白蟲，食脾為病，與前證同。

茱萸一束，稍者大麻子八分　陳皮一兩半

右三味，細切，水煎服，或下蟲，或下黃汁，九合，此藥禁聲，勿語，蟲覺便無効，此方治蟲甚驗。

外臺○五臟下氣丸，治肺勞熱瘦損，內有肺蟲在肺，為病令人咳逆氣喘，或謂憂恚氣膈寒熱，皆從勞之所生，名曰膏肓疾

劑灸不着

麥門冬去心五兩　蜀椒炒出汗一兩　附子各半兩

乾生薑半兩　甘草炙半兩　人參七錢半　桂心二錢半

百部　白朮　黃芪各七錢半　杏仁去皮尖及雙仁者二十四粒

細辛半兩

右為細末煉蜜丸如彈子大每服一丸徐徐噙化嚥汁忌

猪肉冷水海藻菘菜生葱桃李雀肉等物

外臺○千金散療腎勞熱四肢腫急蟯虫生於腎中為病

貫衆三兩炒　乾漆二兩炒烟盡　蕪荑　胡粉

槐白皮各一兩　吳茱萸五十粒　杏仁皮尖炒四十五粒夫

右為細末平旦以井花水調服方寸匕增之以病瘥止

外臺○三聖飲子治勞熱生蟲在肺為病

茱萸根東引者五兩　桑白皮東引者一兩　狼牙子三兩

右三味細切以酒七升煮取一升半平旦服盡

外臺○五鳳丸治肝勞熱生長蟲在肝為病令人恐畏不安眼中赤壅

烏雞卵五枚去黃　東引吳茱萸根切三升　黃蠟三兩

乾漆四兩熬烟盡　粳米粉半升

右五味以茱萸根乾漆搗為細末和入銅銚中火煉可丸如小豆大隔宿勿食後飯早晨以米飲下一百二十丸小兒五十丸蟲即爛盡

外臺○雷公丸治心勞發熱心裏有長蟲名曰蠱蟲長一尺許貫心即死

雷丸炒五枚　陳皮　桃仁各一兩二錢半去皮尖另研

貫衆　蕪荑　青葙子　乾漆一兩熬烟盡

乱髮如雞子大燒存性　殭蠶十四枚炒

右為細末煉蜜丸如小荳大空心溫酒送下二十丸日三服自前胡湯以下七方治五藏勞虫方也當與前勞瘵方互用

外臺○廣濟療蛔虫方

酸石榴根東引者切二升　檳榔細切一枚

右二味以水七升煑取二升半去粗以粳米煑稀粥平旦空腹食之少間虫並死快利神効

外臺○又治蛔虫方

用苦楝根生子者不出土者東引刮去外麄皮取內白皮二兩以水三碗煑取一碗半去粗用晚粳米三合煑糜粥空心先以炒肉一二片吃引虫向上然後進藥粥一二口少頃又吃一二口漸漸加至一碗或二碗其虫盡下而愈

○祖傳經驗檳榔丸治小兒疳病積氣塊痛腹大有虫等證

三稜細切醋炒五次　莪朮細切醋炒五次　檳榔一兩　青皮去穰麩炒黃色

陳皮去白各半兩　蕪荑二錢半　雷丸五錢　鶴虱三錢炒
乾漆五錢炒無烟　木香三錢不見火　良姜二錢陳壁土炒　砂仁一錢去殼
麥蘖麯炒各半兩　胡黃連炒三兩　甘草炙三錢　神麯五錢炒黄色
右爲細末醋米糊爲丸如菉豆大每服三五十丸空心火
姜湯下今加使君子肉五錢尤妙
○又
經驗治婦人陰蝕瘡陰戶中有細虫其痒不可忍食入臟
腑即死令人發寒熱與勞証相似
先用蛇床子煎湯洗淨挹乾付後藥　梓樹皮焙乾
右焙乾爲末入枯礬四分之一射香少許付之立効
○予
曾治一婦人因採桑見桑有金虫如蠶者被其毒謂之金
蠶毒腹中疞痛欲死予曾治以樟木屑濃煎湯與之大
吐吐出有金絲如亂髮者一塊腹痛減十分之七八又與
甘草湯連進二三盞而安

卷之四終

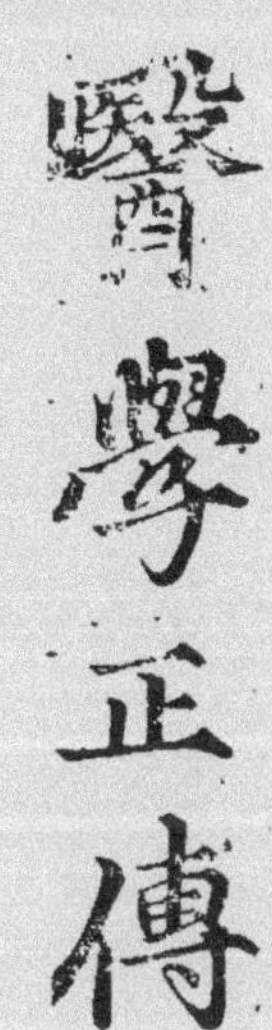
醫學正傳

京板校正大字醫學正傳卷之五目錄

新刊京本校正醫學正傳卷之五

花溪恒德老人虞　摶天民編集
姪孫虞守愚惟明校正
金陵三山街書坊松亭吳江繡梓

麻木 四十

論　內經曰：風寒濕三氣合而為痺，故寒氣勝者為痛痺，濕氣勝者為著痺。河間曰：留著不去，四肢麻木拘攣也。經又曰：痛者寒氣多也，有寒故痛也。其不痛不仁者，病久入深，榮衛之行澀，經絡時踈，故不痛；皮膚不榮，故為不仁。夫所謂不仁者，或周身或四肢唧唧然麻木，不知痛癢，如繩扎縛初解之狀，古方名為麻痺者是也。丹溪曰：麻是氣虛，木是濕痰死血。然則曰麻曰木者，以不仁中而分為二也。雖然，亦有氣血俱虛，但麻而不木者；亦有虛而感濕，麻木兼作者；又有因虛而風寒

濕三氣乘之故周身掣痛兼麻木併作者古方謂之周痹治法宜先汗而後補也醫者宜洛以類推而治之不可執一見也

脉法

脉浮而濡屬氣虛關前得之麻在上体關後得之麻在下体也脉浮而緩屬濕為麻痺脉緊而浮屬寒為痛痺脉澁而芤屬死血為木不知痛癢

方法

丹溪曰十指麻木是胃中有濕痰死血宜二陳湯加蒼朮白朮桃仁紅花少加附子行經

東垣○人參益氣湯治兩手指麻木四肢困倦怠惰嗜卧熱傷元氣也

黃芪二錢　炙甘草　升麻各半錢　五味子三十粒

柴胡六分　生甘草　人參各一錢二分半　白芍藥七分

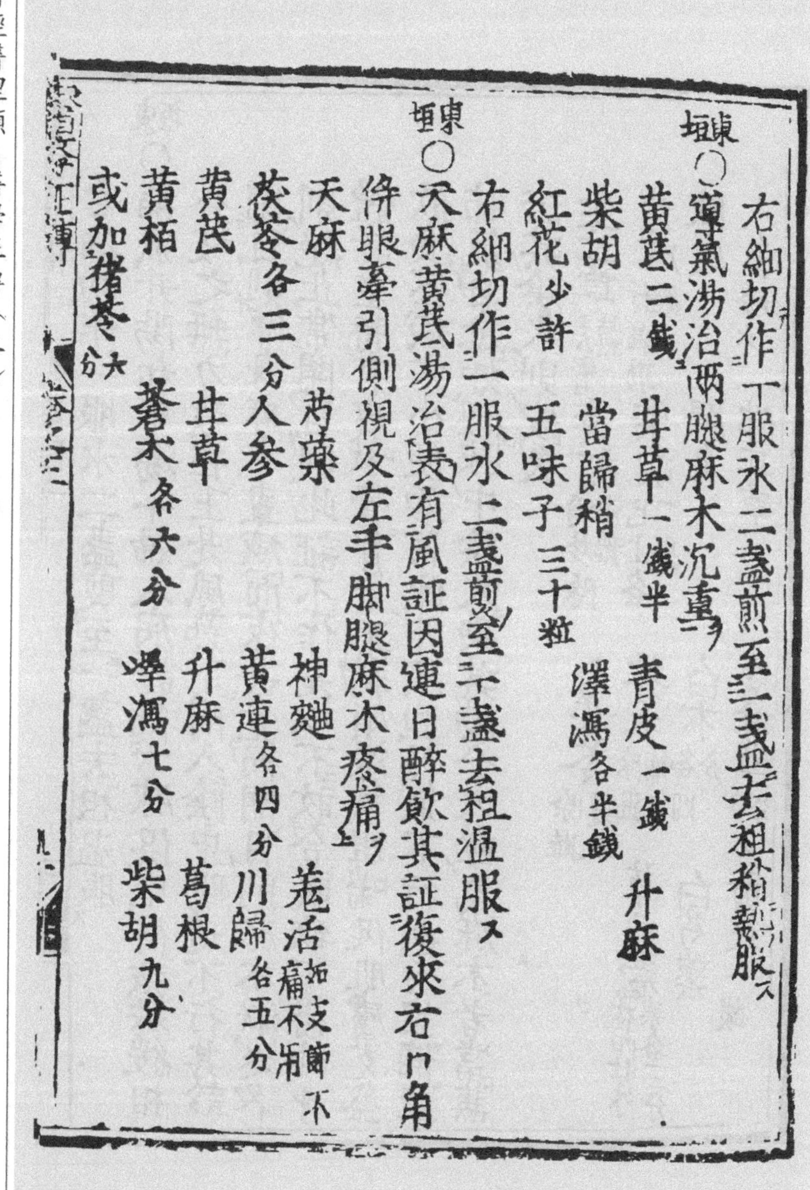

右細切作一服水二盞煎至一盞去柤稍熱服之

東垣○導氣湯治兩腿麻木沉重

黄芪二錢　甘草一錢半　青皮一錢　升麻

柴胡　當歸稍　澤瀉各半錢

紅花少許　五味子三十粒

右細切作一服水二盞煎至一盞去柤温服之

東垣○天麻黄芪湯治表有風證因連日醉飲其證復來右口角併眼牽引側視及左手脚腿麻木疼痛

天麻　芍藥　神麯　羌活如肢節不痛不用

茯苓各三分人參　黄連各四分　川歸各五分

黄芪　甘草　升麻　葛根

黄栢　蒼术各六分　澤瀉七分　柴胡九分

或加猪苓六分

右細切作一服，水二盞，煎至一盞，去粗，溫服。

東垣○補氣升陽和中湯　一婦人病，診得六脉俱中得弦洪緩相合，按之無力，弦在上，是風熱下陷入陰中，陽道不行。其證閉目則渾身麻木，晝減而夜甚，覺而開目則麻木漸退，久則絶止，常開目則此證不作，是以不敢合眼，致不得卧，身體皆重，時有痰嗽，覺胷中不利，煩燥氣短喘促，肌膚充盛，飲食不減，大小便如常。此非風邪，乃氣不行也。治宜補益肺氣自愈。如經脉中陰火乘其陽分，火動為麻木者，當兼去其陰火則安矣。

生甘草去腎熱　黄栢酒炒，除濕熱　白茯苓除濕道水

升麻行經溫肋　柴胡已上各二分　蒼术除濕補中　草荳蔻益陽壯外寒，各三分

陳皮　歸身　白术各四分　白芍藥

人參各六分　佛耳草　炙甘草各八分　黄芪一錢

右細切作二服水二盞煎至一盞去粗食遠服

○麻黃桂枝升麻湯治婦人先患渾身麻木睡覺則不感開目則已其證愈後又因怒中煩惱遍身骨節疼痛身體沉重飲食減少腹中氣不轉運

木香　生薑各二分　桂枝　半夏

陳皮　草荳蔻　厚朴製　黑附子炮去皮臍

黃栢各三分　炙甘草　升麻　白朮

茯苓　澤瀉各四分　黃芪　麻黃不去節

人參各分

右細切作一服水二盞煎至一盞去粗食遠服

○神效黃芪湯治渾身麻木不仁或頭面手足肘背腿脚麻木並皆治之及兩目羞明畏日隱澁難開視物昏花睛痛亦皆治之

蔓荊子二分 陳皮半錢 人參八分 炙甘草

白芍藥一錢 黃芪二錢

右細切作一服水二盞煎至一盞去粗臨卧稍熱服如麻木不仁雖有熱不加黃栢只加黃芪一錢通三錢如麻木甚者加芍藥一錢通二錢如小便淋澀加澤瀉二分一服去則止如有大熱証加酒洗黃栢三分

○補氣湯治皮膚麻木神效

黃芪 陳皮 甘草二分各一錢 澤瀉六分

芍藥八分 右細切作一服水一盞半煎至一盞溫服

○冲和補氣湯治合眼則麻木開則不麻四肢無力痿厥醋心目昏頭眩神效

羌活七分 獨活 川歸 黃栢各三分

柴胡 神麴 木香 草荳蔲各二分

人參　白术　澤瀉　猪苓各一錢

甘草　升麻各半錢　芍藥一錢　黃芪二錢

蒼术　陳皮各一錢　黃連　麻黃不去節二分

右細切作二服每服用水一盞半煎至一盞温服

○祖傳經驗三妙丸治濕熱下流兩脚麻木或如火烙之熱

黃栢四兩去皮酒拌略炒　蒼术六兩米泔浸二宿細切焙乾　川牛膝去芦二兩

右爲細末麪糊爲丸如梧桐子大每服五七十丸空心薑

鹽湯下忌魚腥蕎麥熱麪煎炒等物

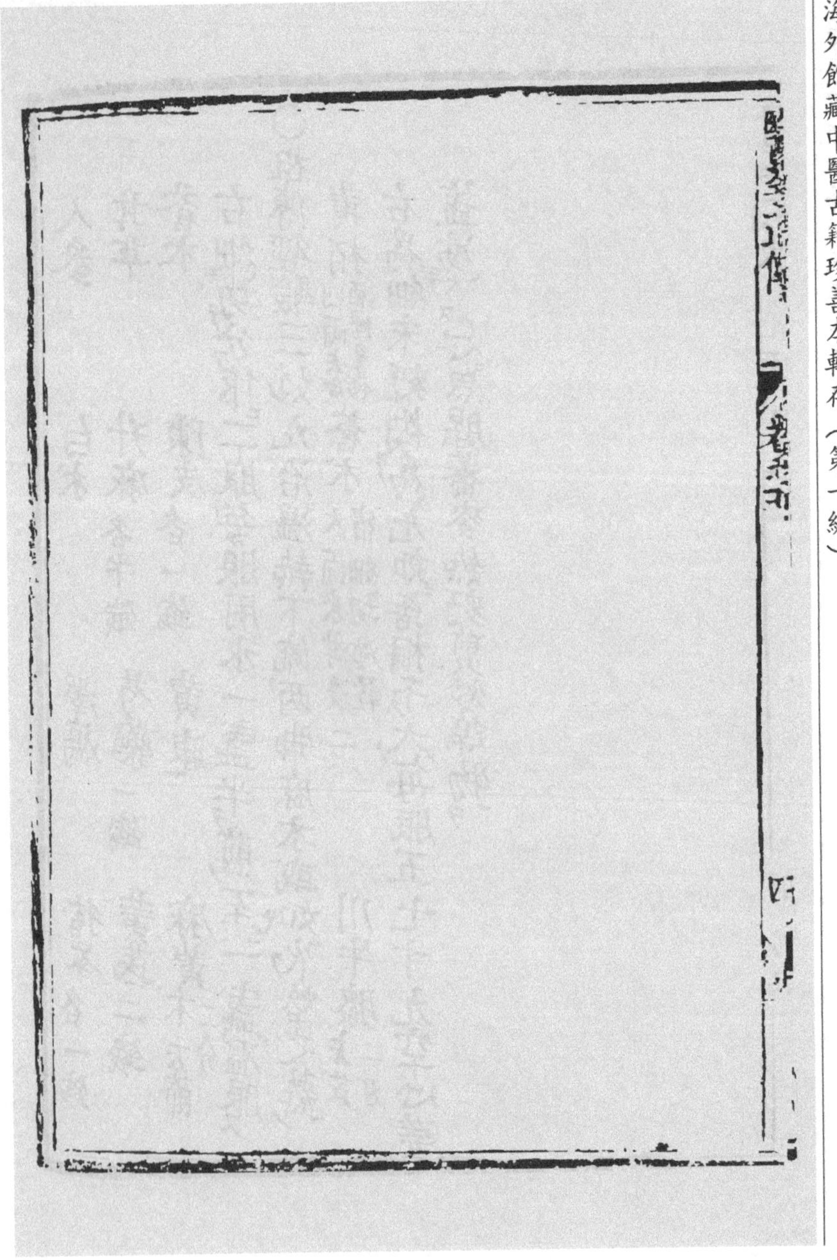

論

内經曰腎者作強之官枝巧出焉又曰耳爲腎之外候一曰腎通竅于耳二曰心通竅于耳夫腎之爲藏水藏也天一生水故有生之初先生二腎而一陰藏焉而又有相火存乎命門之中也每挾君火之勢而侮所不勝經所謂一水不能勝二火是矣其或嗜慾無節勞役過度或中年之後大病之餘腎水枯涸陰火上炎故耳痒耳鳴無日而不作也或如蟬噪之声或如鐘鼓之響甚爲可惡早而不治漸而至於聾聵良可嘆哉治法宜瀉南方之火補北方之水無有不安者焉錢仲陽曰腎有補而無瀉厥有旨哉

脉法

兩寸脉浮洪上魚爲溢兩尺脉短而微或大而數皆屬陰虚

法當補陰抑陽

左寸洪數心火上炎兩尺脉洪者或數者相火上炎其人必遺精夢與鬼交兩耳蟬鳴或聾

方法 丹溪方法凡九條

丹溪曰大病後耳聾及陰虚火動而聾者宜補陰降火四物湯加黃栢主之

〇耳鳴宜當歸龍薈丸多飲酒人宜木香檳榔丸

〇耳聾以茱萸烏頭尖大黃三味爲末津調貼湧泉穴以引火下行

〇又方治耳痛以白礬枯吹入耳中及膏礬燒灰吹之皆效

〇又方治耳痛及聤耳用桑螵蛸炙黃爲末加麝香少許吹入耳中極效或用臙脂胚子蛀竹末加射香少許吹入妙

〇又方治諸虫入耳用香油滴入耳中其虫即出或死於耳内

或用驢牛乳或雞冠血滴入皆好

○又方治諸虫入耳用桃葉捲作角子塞其頭納入耳中其虫從角中走出

○大補丸治耳鳴欲聾用黃栢一味不拘多少細切鹽酒拌新瓦上炒褐色爲細末滴水丸如梧桐子大每服一百丸如氣虛以四君子煎湯下血虛以四物湯下

已上皆丹溪方

○凡耳鳴耳聾皆是陰虛火動或補腎丸或虎潛丸或滋陰大補丸皆好

東垣○滋腎丸治耳鳴耳聾

黃栢鹽酒炒一兩　知母去毛鹽酒漬一兩　肉桂半錢

右爲細末煉蜜爲丸如梧桐子大每服五十丸淡鹽湯下

東垣○柴胡聰耳湯治耳中乾結耳鳴而聾

連翹四錢　柴胡三錢　炙甘草　當歸身

人參各一錢　水蛭五分炒研　虻虫三个去足翅炒另研　射香少許別研

右除後三味別研外，其餘細切作二服，加生姜三片，水二盞，煎至一盞，去租，入三味末子，再煎一二沸，食遠服。

東垣○蔓荊子散　治上焦熱，耳鳴而聾，及出膿汁。

炙甘草　升麻　木通　赤芍藥

桑白皮制　麥門冬去心　生地黃　前胡

甘菊花　赤茯苓　蔓荊子各半兩

右細切作二服，加生姜三片，大棗一枚，水一盞半，煎至一盞，去租，食後服。

東垣○黍粘子湯　治耳痛生瘡。

昆布　蘇木　生甘草　蒲黃

草龍胆各二分　黍粘子　連翹　生地黃

當歸梢　黃芩　炙甘草　黃連各三分

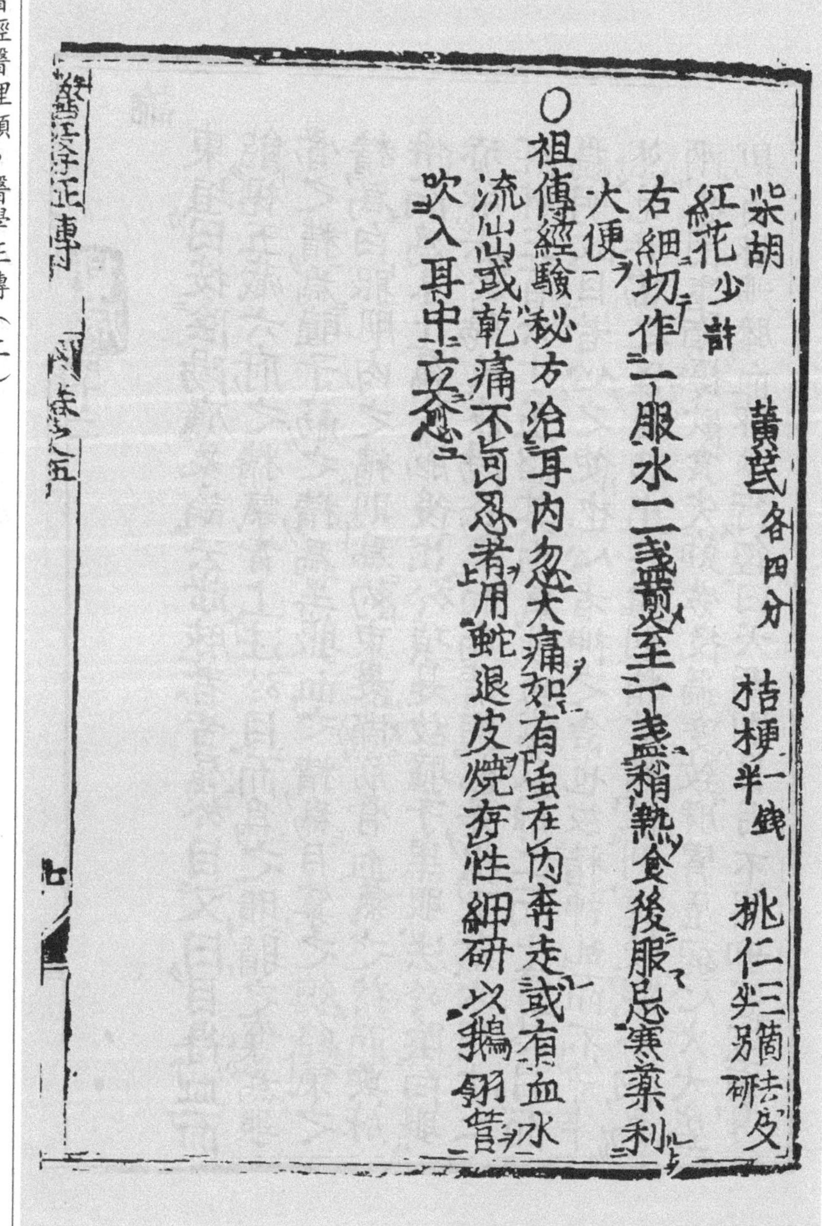

柴胡　黃芪各四分　桔梗半錢　桃仁三箇去皮尖另研

紅花少許

右細切作一服水二盞煎至一盞稍熱食後服忌寒藥利

大便

○祖傳經驗秘方　治耳內忽大痛如有蟲在內奔走或有血水

流出或乾痛不可忍者用蛇退皮燒存性細研以鵝翎管

吹入耳中立愈

醫學正傳　卷之五　七

論

東垣曰按陰陽應象論云諸脉者皆屬於目又曰目得血而能視五藏六府之精氣皆上注於目而爲之睛睛之窠爲眼骨之精爲瞳子筋之精爲黒眼血之精爲目窠之總絡氣之精爲白眼肌肉之精則爲約束裹擷筋骨血氣之精而與脉併而爲系上屬於腦後出於項是故瞳子黒眼法於陰白眼赤脉法於陽故陰陽合德而爲精明也是以五藏六府十二經脉三百六十五絡其血氣皆稟受於脾土而上貫於目而爲明故目者心之使也心者神之舍也故精神乱而不守卒然見非常之怪若邪中其睛則精散精散則視岐觀一物爲兩也因事煩擾飲食失節勞役過度致脾胃虚弱心火大盛則百脉沸騰血脉逆行經曰天明則日月不明邪害空竅眞

也夫脾者諸陰之首目者血脉之宗也故脾虚則五藏之精氣皆失所司不能歸明於目矣心者君火也主藏神明宜靜而安相火化行其令相火乃包絡之火主百脉皆榮於目既勞役運動又因邪氣所併而損血脉是故諸病生焉醫者若不先理脾胃及養血安神乃治標不治本是不明至理者也學者其可不用心乎

脉法

左寸脉洪數心火炎也關弦而洪肝火盛也

右寸關俱弦洪肝木挾相火之勢而來侮所不勝之金而制已所勝之土也

方法丹溪方法凡十條

丹溪曰目病屬風熱血少神勞腎虚

○河間曰在府則爲表當除風散熱在藏則爲裏當養血安神

如暴失明昏澁翳膜眵淚斑入眼皆風熱也一云斑入眼此肝氣盛而發在標也宜表散以去之如昏弱不欲視物內障見黑花瞳子散皆裏也血少神勞腎虛也宜養血補水安神以調之

○瞳子散大皆辛熱所爲也辛主散熱乘之當除風熱涼血益血以收耗散之氣芩連苦寒除邪氣之盛爲君當歸身生地黃養血涼血爲臣五味子酸寒體浮收瞳子散大地骨皮天門冬瀉熱補氣或用滋陰地黃丸最妙

○久病昏暗以熟地黃當歸根爲君羌活防風甘菊花之類佐之

○暴發赤腫以黃芩防風爲君以瀉火黃連當歸爲臣以養血羌活柴胡升麻白芷甘草爲使白睛紅加白豆蔻少許

○又方治血熱壅痛四物湯加草龍膽防巳防風羌活一云實

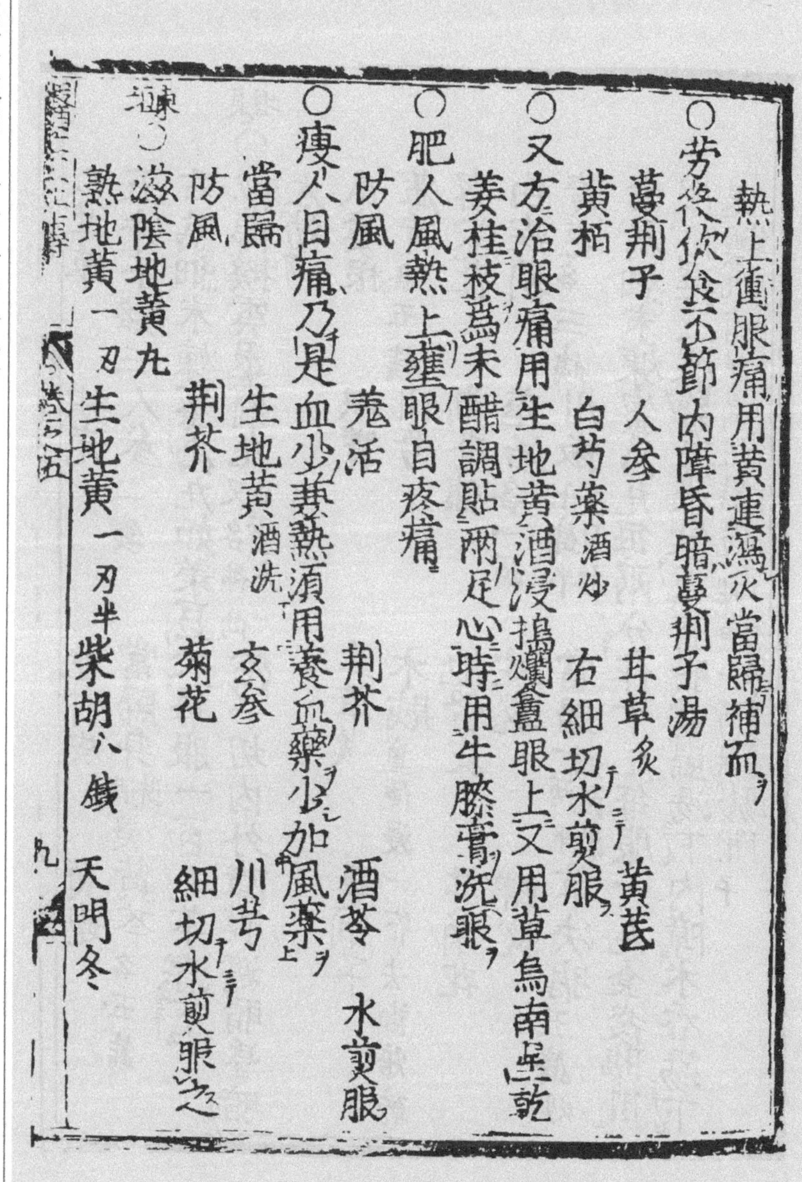

熱上衝眼痛用黃連瀉火當歸補血

○勞役飲食不節內障昏暗蔓荊子湯

蔓荊子　人參　甘草炙　黃芪

黃栢　白芍藥酒炒　右細切水煎服

○又方治眼痛用生地黃酒浸搗爛盦眼上又用草烏南星乾姜桂枝爲末醋調貼兩足心時用牛膝膏洗眼

○肥人風熱上壅眼目疼痛

防風　羌活　荊芥　酒芩　水煎服

○瘦人目痛乃是血少兼熱須用養血藥少加風藥

當歸　生地黃酒洗　玄參　川芎

防風　荊芥　菊花　細切水煎服之

○滋陰地黃丸

熟地黃一兩　生地黃一兩半　柴胡八錢　天門冬

炙甘草　枳殼　地骨皮　黃連
五味子錢各三人參二錢　當歸身酒洗浸　黃芩各五錢
右爲細末煉蜜爲丸如菉豆大每服一百丸茶清下
東垣　秘傳撥雲退翳丸退翳各神仙雲丸　治一切內外障膜遮睛昏暗
大效
瓜蔞根　枳實　甘草炙　蔓荊子
薄荷各五錢　川芎　木賊童便浸一宿去節焙乾
密蒙花　荊芥穗　地骨皮　甘菊花
白蒺藜　羌活各一两　蛇蛻　蟬蛻
黃連各三錢　川椒七錢半去目炒　當歸一两半酒浸洗　草決明五錢炒
右爲細末煉蜜爲丸每兩分作十丸每服一丸食後臨臥
服日進三服翳障米飲下睛暗當歸湯下內障木香湯下
退雲丸有羚角犀角各錢熟地黃一两無蔓荊子
枳殼川椒婦人當歸湯下有氣木香湯下

局方〇羊肝丸治一切目疾不問内外翳障青盲等証

白乳羊肝以竹刀去膜　黄連一兩　甘菊花　防風

薄荷去梗　荊芥穗　羌活　當歸

川芎各三錢

右爲細末將羊肝蒸熟同藥末杵爛爲丸漿水下

東垣〇春雪膏點赤眼効

朴硝不拘多少　置豆腐上蒸化待流下以磁器盛之

〇爛翳驗方

用茜草根燒灰以燈心蘸之須臾大痛以百節草刮之

東垣〇神効明目湯治眼楞緊急致倒睫拳毛及上下瞼皆赤爛

睛疼昏暗晝則冷淚常流夜則眼澁難開

細辛二分　蔓荊子半錢　防風一錢　葛根一錢半

甘草二錢　一方加黄芪一錢

右細切作一服水二盞煎至一盞去粗臨臥温服

○明目細辛湯治兩目發赤微痛羞明畏日怯風寒怕火光眼睫成紐眵糊多隱澁難開眉攢腫悶鼻塞涕唾稠粘大便微硬

川芎二分　生地黄酒浸洗　蔓荆子各三分　當歸身梢

白茯苓　藁本各四分　荆芥穗五分　防風

麻黄根　羌活各八分　細辛少許　紅花少許

川椒四粒　桃仁七箇去皮尖細研

右細切作一服水一盞半煎至一盞去粗臨臥稍熱服忌酒醋濕麪

東垣○復明散治内障

青皮去根三分　陳皮去白　川芎　蒼术各半兩

炙甘草　生地黄　連翹　柴胡各一錢

黄芪一錢半　當歸身二錢

右細切作一服水二盞煎至一盞去柤稍熱服忌酒醋溼麪辛熱大料物之類

東垣○助陽和血湯治眼發之後微有上熱白睛紅隱澁難開睡多眵淚

蔓荊子一分　香白芷三分　柴胡　黄芪

炙甘草　當歸身酒洗　防風各半錢　升麻七分

右細切作一服水一盞半煎至一盞去柤稍熱服

東垣○歸葵湯一名連翹飲子治目中溜火惡日與火光隱澁難開小角緊視物昏花迎風有淚

柴胡三分　生甘草　蔓荊子　連翹

生地黄　當歸身　紅葵花　人參各四分半

黄芪　酒黄芩　防風　羌活各七分半

升麻一錢

右細切作一服水二盞煎至一盞去柤食後服

東垣○救苦湯治眼暴發赤腫瞼高苦疼不可忍者

桔梗　連翹　紅花　細辛各一分

當歸身夏月減半　甘草炙各一錢　蒼朮　草龍胆各一錢四分

羌活太陽　升麻陽明　柴胡少陽　防風

藁本　黄連各二錢　生地黄　黄柏

黄芩　知母各三分　川芎六分

右細切作一服水二盞煎至一盞去柤食後服若苦疼則多用苦寒藥兼治本經之藥再行加減如睛昏加知母黄栢

東垣○益陰腎氣丸此壯水之主以鎮陽光

澤瀉　茯神各二錢　生地黄酒洗　牡丹皮

山茱萸　當歸身酒洗　五味子　乾山藥

柴胡各五錢　熟地黃二兩

右爲細末，勿犯鐵器，蒸搗煉蜜丸如梧桐子大，每服五十丸，空心淡鹽湯下。

東垣〇當歸龍膽湯　治眼中白翳

防風　石膏各二分　柴胡　羌活

五味子　升麻各三分　甘草　酒黃連

黃芪各四分半　黃芩酒炒　黃柏酒炒　當歸身酒洗

草龍膽酒洗　芍藥各七分半

右細切作一服，水一盞煎至一盞半，相入酒少許，熱服。

東垣〇瀉陰火丸　一名連柏益陰丸

石決明三錢　羌活　獨活　甘草

當歸梢　五味子　防風各五錢　草決明

條黃芩　黃連酒炒　黃柏酒炒　知母各一兩

右爲細末，煉蜜爲丸，如菉豆大，每服五十丸，茶清下。

東垣　療本滋腎丸

黃柏酒炒　知母酒炒

各等分爲細末，酒水爲丸，如梧桐子大，每服一百丸至二百五十丸，空心淡鹽湯下。

東垣　加味滋腎丸

肉桂三分　黃連一錢　姜黃一　苦參三錢

苦葶藶酒洗炒　石膏燒性出勿用　黃柏酒炒　知母去毛各五錢酒炒

右爲細末，麪糊爲丸，如梧桐子大，每服一百丸，白湯送下，空心服，以食壓之。

東垣　○退翳膏治黑白翳

蕤仁　升麻各三分　連翹　防風

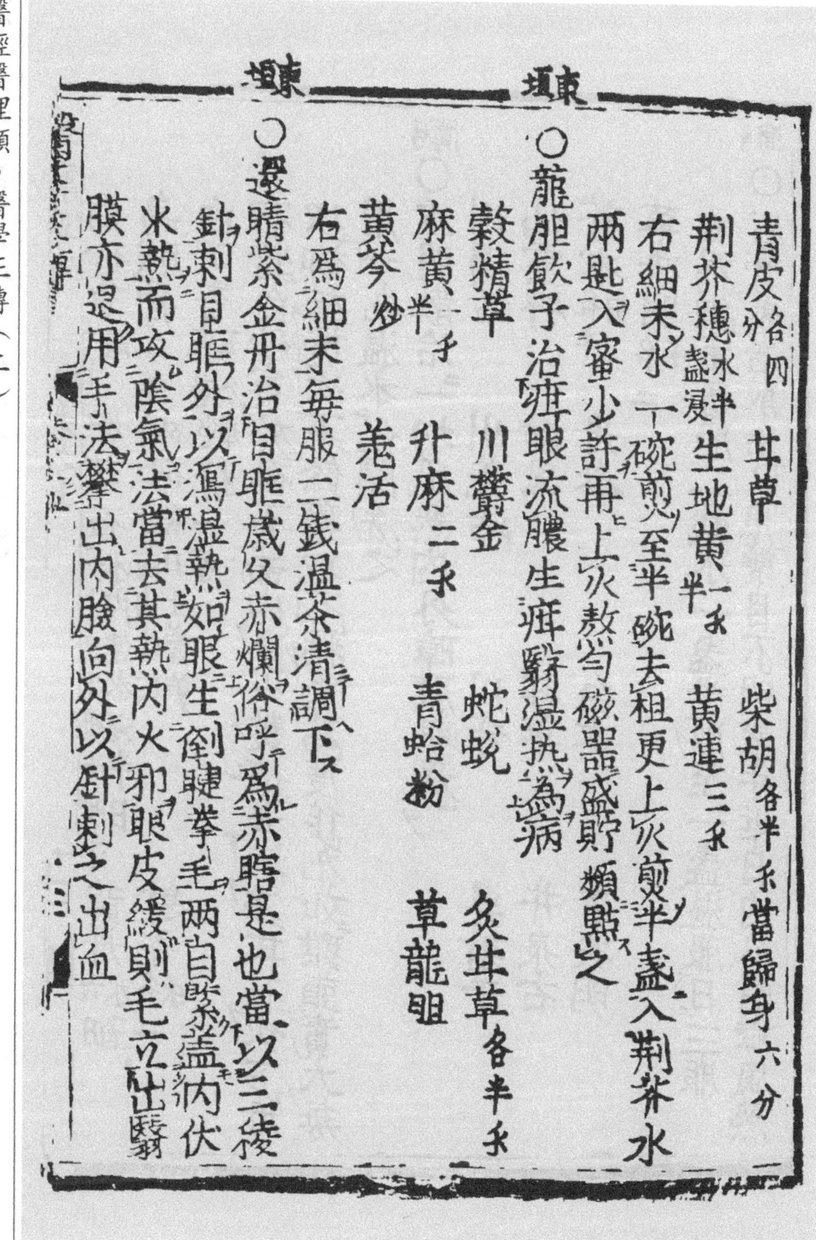

青皮各四分 甘草 柴胡各半兩 當歸身六分

荊芥穗水半盞浸 生地黄半兩 黄連三兩

右細末，水一碗，煎至半碗，去柤，更上火煎半盞，入荊芥水兩匙，入蜜少許，再上火熬勻，磁器盛貯，頻點之。

〇龍胆飲子 治疳眼流膿生疳翳，濕熱為病。

穀精草 川鬱金 蛇蛻 炙甘草各半兩

麻黄半兩 升麻二兩 青蛤粉 草龍胆

黄芩炒 羌活

右為細末，每服二錢，溫茶清調下。

〇還睛紫金丹 治目眶歲久赤爛，俗呼為赤瞎是也。當以三稜針刺目眶外，以瀉濕熱。如眼生倒睫拳毛，兩目緊急，盡內伏水熱而攻陰氣，法當去其熱內火邪，眼皮緩則毛立出，翳膜亦退，用手法攀出內瞼向外，以針刺之出血。

白砂蜜二十兩 爐甘石二十兩火煅七次淬 黄丹水飛六兩

烏賊骨二錢 硇砂小盞内放於湯上熏乾水内連水浸半日 射香各一錢

白丁香直者五分 輕粉一字

右將白砂蜜於砂石器内慢火熬掠去沫下甘石次下黄丹以柳枝攪次下餘藥以不粘手爲度作丸如雞頭實大每用一丸溫水化開洗之

醫方 ○重明散治一切風熱内外障膜眼疾

川獨活 川羌活 川芎 呉射干

仙靈脾 防風 甘草 井泉石

蒼朮各半兩 丹參 白朮 石決明

草決明各二錢

右爲細末每服二錢水一盞半煎至一盞溫服日三服

醫方 ○石膏羌活散治久患雙目不明遠年近日内外翳障風熱

昏暗倒睫拳毛一切眼疾頭風並皆治之

羗活（治腦熱頭風）　蜜蒙花（治羞明怕日）　木賊（退翳障）　白芷（清利頭目）

細辛　乾菓子（二味起倒睫）　麻子（起拳毛）　川芎（治頭風）

蒼朮（明目煖水藏）　黄芩（洗心退熱）　甘菊花　荊芥穗（治目生瘡）

石膏（治頭痛退熱）　藁本（治偏頭風云治頂痛）　甘草（解藥毒）

右各等分為細末每服一錢至二錢食後臨卧用蜜水調下茶清亦可日進三服服至半月漸明二十日平安

河間○黄連膏　治一切眼目疼痛瘀肉攀睛風痒淚落不已

朴硝（一斗以水淘淨曬乾用）　白丁香（五升以水一斗淘[illegible]去土搗細用）

黄連（半斤）　攪

右量水入硝香釜內熬至七分淘出令經宿水面浮牙者取出控乾以紙袋子盛風中懸至風化將黄連細末熬清汁曬乾入風硝更加豬羊膽和蜜令勻點眼極妙

河間○滌昏膏　治一切風壅眼目疼痛不可忍者

白砂蜜一斤　黃連一兩　没藥半兩　黃丹一兩紫色炒

右以蜜同黃丹熬黑，以水二大盞煎黃連成稠汁，去粗入前丹蜜內煎熬稠，更入没藥末同煎數沸，濾去粗，點眼甚妙。

河間○金絲膏　治一切目疾昏暗，視物如絲羅所遮，或癢或痛

宣黃連半兩細切水一盞浸一宿取汁再添水浸相至半日許取汁併放

白砂蜜一兩　白礬一字　井鹽一分如無以青鹽代之

山梔子二錢槌碎入前黃連汁內加水同煎五七十沸

右用銀磁器煎藥十餘沸，用上細生絹加紙數重再濾過，銀罐子盛貯，時常點眼。

東垣○地芝丸　治不能遠視而能近視，以此除風熱

生地黃　天門冬各四兩　枳殼炒　甘菊花各半兩

右爲末，煉蜜丸，茶酒任下。

〇眼睫方 即倒睫拳毛也

木鱉子一个，去殼爲末，綿裹塞鼻中，左目塞右，右目塞左，一二夜其睫自正。

〇點眼光明丹 治一切風熱上壅，兩目赤腫澁痛，風弦爛眼及内外翳障等証。

白爐甘石一两 以黃連半两煎濃汁，濾去粗，用炭火煅炉甘石通紅，淬黃連汁内，如此者七次，研

辰砂一钱　鵬砂二钱　輕粉五分　片腦三分，多至五分

射香一分

如赤眼腫痛，加乳香、沒藥各五分；内外翳障，加珎珠半錢，鴨嘴膽礬二分，能膽二分；爛弦風眼，加銅青半錢，飛丹半錢。或以諸藥總合爲一，以治諸般眼疾。右各研爲極細末，一處和勻，再研一二日無聲，銀瓶盛貯，蜜封口，不可令泄氣。點眼極妙。

○丹溪活套云東垣謂目能遠視不能近視者火盛而水虧也法當補腎六味地黄丸主之目能近視而不能遠視者有水而無火也法當補心定志丸加茯苓主之又曰不能近視者服地黄丸不能遠視則服定志丸是皆道手足少陰經也是以知不能近視者腎水虧火也不能遠視者心血不足也　凡目暴發赤腫宜用羌活防風柴胡白芷升麻酒制芩連甘草生地黄當歸身白睛紅少加白豆蔻又曰凡眼暴發赤腫須以防風黄芩為君當歸生地黄黄連和血瀉火藥為臣使　凡目久痛或内障昏暗須以熟地黄當歸根為君以羌活防風荊芥穗生甘草菊花之類為佐使也

○祖傳經驗固本還睛丸治遠年一切目疾内外翳膜遮睛風弦爛眼及老弱人目眵多糊迎風冷淚視物昏花等證悉皆治之

天門冬去皮心，酒浸一宿，另杵爛如泥 麥門冬去心，焙乾 生地黃酒浸焙，勿犯鐵

熟地黃酒洗淨，再用薑蒸，勿犯鐵。已上各三兩 人參六兩半 白茯苓一兩半

乾山藥一兩半 枸杞子一兩半 川牛膝一兩，酒洗 石斛一兩，酒洗，去芦

草決明一兩，微炒 杏仁一兩，去皮，另研 甘菊花一兩，用少鹽炙 兔絲子二兩，酒浸三宿，另研，焙乾

羊角一兩，細剉，取淨末八錢 烏犀角八錢，剉，生用

五味子七錢，焙乾 防風八錢，去芦 甘草七錢，炙 白蒺藜七錢，杵，去刺

黃連七錢，去鬚 枳殼一兩，麸炒黃色 川芎七錢 青葙子八錢，微炒

右為細末，煉蜜為丸，如梧桐子大，每服五七十丸，鹽湯下。

○經驗復明膏去翳膜，立效。

人參錢半 川歸錢半 硼砂一錢半，生研 青鹽一錢

乳香一錢，另研 沒藥一錢，另研 蘆薈一錢 珍珠半錢

射香半錢，後加 黃丹一兩，炒，水飛 海漂硝五錢 黃連四錢

黃柏六錢 赤炉甘石淬次 白沙蜜半斤 蕤仁一錢，去殼

白歛一分半 右件各研爲極細末先將白蜜煎沸掠去上沫再煎滴水中沉碗底不散可用然後入前藥末再略沸攪勻磁罐收貯日三五次點之效

口病四十三

論

內經曰中央黃色入通於脾開竅於口藏精於脾故病在舌夫口之爲病或爲重舌木舌或爲糜爛生瘡或見酸苦甘辛鹹味原其所因未有不由七情煩擾五味過傷之所致也經曰陰之五宮本在五味陰之五宮傷在五味是也是以肝熱則口酸心熱則口苦脾熱則口甘肺熱則口辛腎熱則口鹹有口淡者知胃熱也外有謀慮不決肝移熱於膽而口苦者亦有脾胃氣弱木乘土位而口酸者或膀胱移熱於小腸膈腸不便上爲口糜生瘡潰爛則傷寒狐惑之証上脣生瘡蟲

食其藏下唇生瘡盂食其肝其爲口之爲病種種不同醫者宜各類推而治之無有不安者也

脉法

經曰左寸洪數心熱口苦　右寸浮數肺熱口辛

左關弦數而虛膽虛口苦甚洪而實肝熱口酸

右關沉實脾胃有實熱口甘無洪數者口瘡或爲重舌木舌脉虛者中氣不足口瘡若服涼藥不愈宜理中湯

方法丹溪方法凡三條

丹溪曰脾熱口甘三黃丸主之

三黃丸治五勞七傷消渴不生肌肉

黃連春四夏五秋三冬一　黃芩春四夏秋六冬三三兩

大黃春三秋二夏一冬五兩

右三味煉蜜爲丸如梧桐子大每服五丸未知加至七丸

日三服一月病愈久服行及奔馬異按此方惟實熱者可用虛者勿用

○膽熱口苦謀慮不決所致小柴胡湯加麥門冬酸棗仁地骨皮遠志煎服

局方○益膽湯治謀慮不決肝膽虛氣上溢則口苦證

黃芩去朽　甘草炙　人參各一兩　官桂半兩

苦參　茯神各一分　遠志取肉去骨七分

右細切作一服水一盞半煎至一盞去粗溫服

東垣○柴胡地骨皮湯治膀胱移熱於小腸膈腸不便上為口糜生瘡潰爛心胃壅熱水穀不化等證

柴胡去芦　地骨皮各等分

右細切每服五錢水一盞半煎至一盞食後溫服如病人大便實者加大黃朴硝以利之

○治口瘡用西瓜漿水徐徐飲之無瓜時以瓜皮燒灰付之

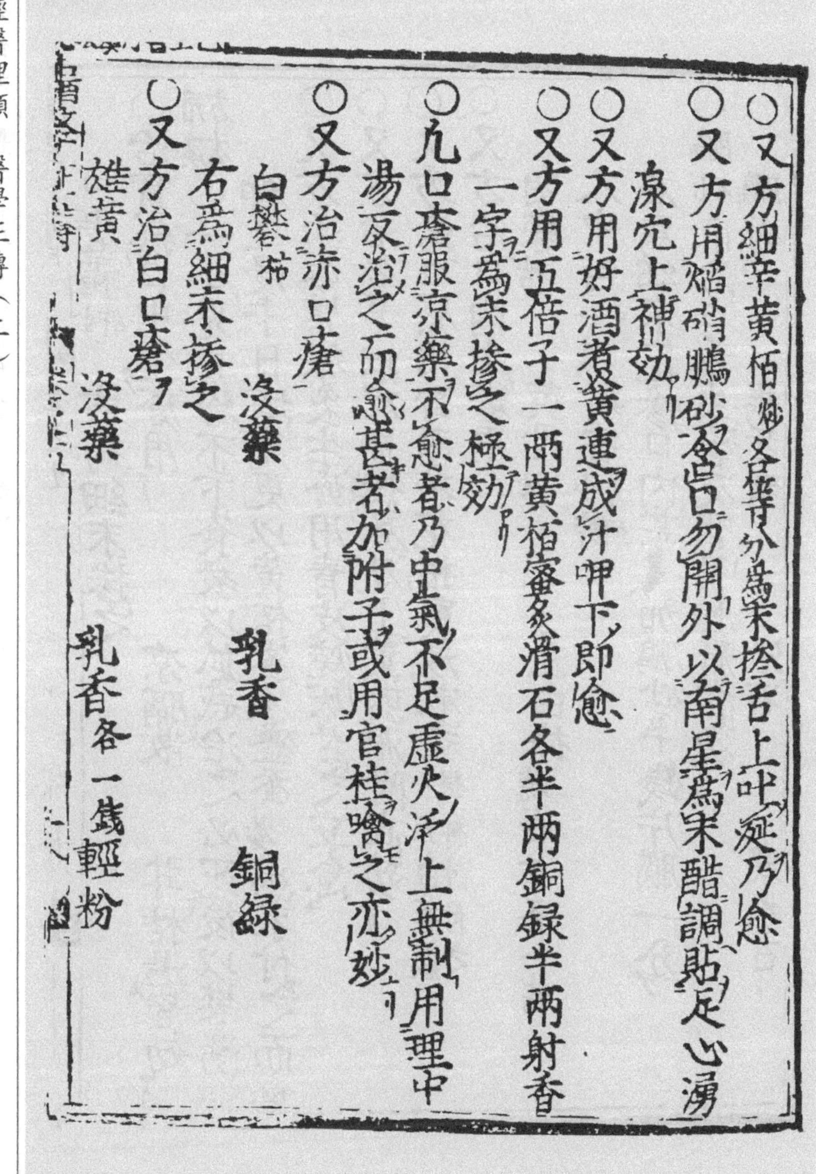

○又方細辛黃栢炒各等分爲末搽舌上吐涎乃愈

○又方用焰硝鵬砂含口勿開外以南星爲末醋調貼足心湧泉穴上神効

○又方用好酒煮黃連成汁呷下即愈

○又方用五倍子一兩黃栢蜜炙滑石各半兩銅綠半兩射香一字爲末摻之極効

○凡口瘡服凉藥不愈者乃中氣不足虛火泛上無制用理中湯反治之而愈甚者加附子或用官桂噙之亦妙

○又方治赤口瘡

白礬枯　沒藥　乳香　銅綠

右爲細末摻之

○又方治白口瘡

雄黃　沒藥　乳香各一錢　輕粉

巴荳霜少許　右爲細末摻之

○治實熱口中生瘡用　涼膈散　甘桔湯皆效

丹溪方法○一小兒口瘡不下食衆以狐惑治之必死後以蘗湯洗脚上浸半日頓覺更以黃栢蜜炙殭蚕炒爲末付之而愈

○又方治唇緊燥裂生瘡用青皮燒灰付之立愈

○又方治唇緊以皮紙撚於刀上燻取瀝附立效

○又方治口糜用野薔薇花根煎湯漱之一云白薔薇根神汁付之

○又方治口內生瘡用

明礬枯　黃丹炒　塩白梅燒存性各一錢

人中白半錢　射香少許另研

右爲細末乾摻口內甚[illegible]加鵬砂半錢片腦一分

○鵬砂散治口舌生瘡及咽喉腫痛皆效

鵬砂　馬牙硝　滑石　寒水石

白礬枯各二　片腦三分

右為細末每服半錢許食後新汲水調下

○碧雪治口瘡及咽喉腫痛神效

蒲黃　青黛　鵬砂　焰硝

生甘草　各等分為細末付之咽喉腫痛鵞管吹

○祖傳經驗方治腫大塞口不通飲食者

真蒲黃末　頻刷舌上自退若能嚥藥即以黃連一味煎濃汁細細呷之以瀉心經之火則愈

○丹溪活套云肝膽有實熱令人口酸而苦小柴胡湯加甘草龍膽青皮之類甚者當歸龍會丸若謀慮不決肝膽虛而苦者人參遠志茯神甘草為君柴胡草龍膽為佐使甚者生錢氏地黃丸虛者補其母也○心熱而口苦或口舌生瘡黃連瀉心湯牛黃清心丸涼膈散之類○脾熱而口甘者

三黄丸平胃散之類○肺熱而口辛者桔梗湯瀉白散金沸草散之類○腎熱而口鹹者滋腎丸大補陰丸滋陰大補丸之類

喉痺 四十四

論

内經曰一陰一陽結謂之喉痺王註謂一陰即厥陰肝與胞絡是也一陽即少陽膽與三焦是也四經皆有相火存焉子和曰膽與三焦尋火治肝和胞絡都無異東垣曰火與元氣不兩立一勝則一負蓋元氣一虛則相火隨起而喉痺卒暴病作矣夫喉之爲會厭者經謂之吸門是也以其司呼吸主升降爲人身緊關之橐籥門户也若夫卒然腫痛水漿不入言語不通死在須臾誠可驚駭其會厭之兩傍腫者俗謂之雙乳蛾易治會厭之一邊腫者俗謂之單乳蛾難治古方通謂之喉痺皆相火之所衝逆耳經曰一水不能勝二火又曰一水不能勝五火甚言其真水之易虧而相火之易動也如大怒則火起於肝房勞則火起于腎飲食失節則火起于脾

胃之類是故知火者痰之本痰者火之標火性急速故病發則暴悍治之之法必先大湧其痰或以鈹鍼刺其腫處此急則治標之法也用藥者必須以內經從治之法而以桔梗甘草玄參升麻防風羌活荊芥人參白朮茯苓之類少加乾姜附子等藥為嚮導徐徐頻與不可頻服此為治之大法也切不可驟服寒涼之藥非徒無益而且促其死耳俗人未諳此理而峻用芩連梔柏之類而正治之又甚者雜進以大寒草藥頻與頻服但竟腫勢稍退語言畧通而醫者病者皆為獲效而喜殊不知上熱未除中寒復生其毒氣乘虛而入腹漸而至於發喘不休不可治矣良可嘆哉外有天行一種名曰大頭病俗呼為狸頭瘟其證甚為凶惡染此者十死八九宜推運氣治之治法亦不甚相遠也東垣普濟消毒飲子甚妙實為百發百中之劑辛者再宜詳究而擴充之務活人

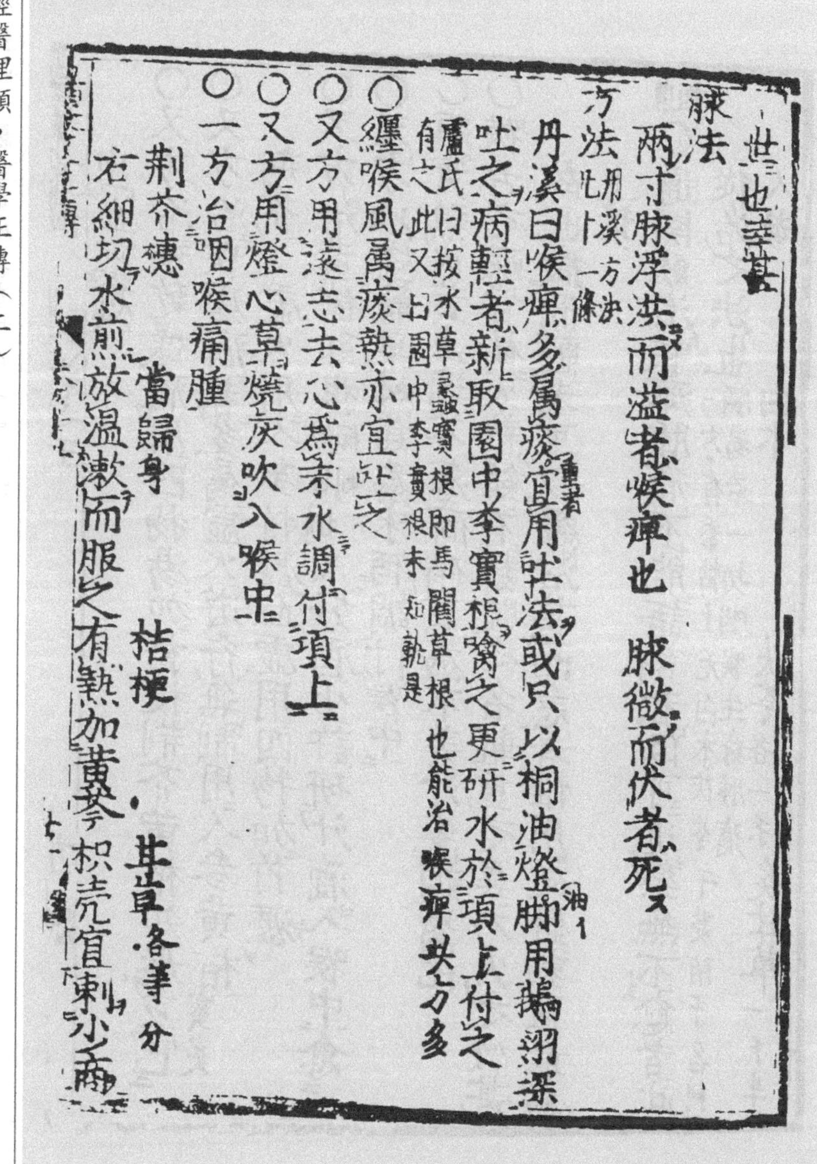

世也幸甚

脉法

兩寸脉浮洪而溢者喉痺也　脉微而伏者死

方法（丹溪方法凡一條）

丹溪曰喉痺多屬痰重者宜用吐法或只以桐油燈脚用鷄翎探吐之病輕者新取園中李實根噙之更研水於項上付之（盧氏曰按水草蠡實根即馬藺草根也能治喉痺其功多有之此又曰園中李實根未知孰是）

○纏喉風屬痰熱亦宜吐之

○又方用遠志去心爲末水調付項上

○又方用燈心草燒灰吹入喉中

○一方治咽喉痛腫

荆芥穗　當歸身　桔梗　甘草各等分

右細切水煎放溫漱而服之有熱加黄芩枳殻宜刺小兩

出血立愈。

○又方治喉乾燥痛，用四物湯加桔梗、荊芥、黃柏、知母立已。

○又方治喉痛者，多屬虛火遊行無制，用人參、黃柏蜜炙、荊芥。虛火用人參、竹瀝，血虛用四物加竹瀝。

○又方治黃獠郎根俗名摘劍，倒入好酒少許，研汁滴入喉中立愈。

○又方以燈籠草炒焦為末，酒調付喉中。

○瀉實熱火，黃連、荊芥、薄荷、硝石為末，姜汁蜜調噙化。

○喉舌之疾，皆屬火熱，雖有數種之名，輕重之異，乃火之微甚故也。微而輕者，可以緩治；甚而急者，惟用砭針刺血，最為上策。

東垣○通關飲　治喉痹腫痛不能語言者，但可進藥，無不愈者。此從治之法也。一方有黍粘子，無白术、茯苓、干姜、附子，名桔梗湯，治一切咽喉生瘡腫痛。

人參　白术　茯苓各一錢　炙甘草一錢半

桔梗二兩去芦　防風去芦七分　荆芥半兩　薄荷半兩

乾姜炮半兩　或加附子炮半兩

右細切作一服水二盞煎七分徐徐與之

○又方治喉痺用鴨觜膽礬三分或半錢吹入喉中出痰愈

○普濟消毒飲子治天行喉痛等証方見瘟疫門

○桔梗湯治咽喉微覺腫痛聲破難語

此三俱東垣方

當歸身　馬勃各一兩　白殭蚕炒　黄芩各三分

麻黄去節五分　桔梗去芦　甘草炙各一兩　桂枝少許

右細切作一服水二盞煎至一盞去柤温服

○又治喉痺方新取青艾葉杵汁灌入喉中即愈

○又方用蛇床子於有嘴瓶中燒令病者以瓶嘴含口中吸煙入喉内立愈

○吹喉散治咽喉一切腫痛

緑礬半两陰乾別用青魚胆一箇以礬研細入胆内巴荳七粒去殻研
朴硝二錢半另研銅青一錢　輕粉五分　青黛些少另研
右将膽礬同巴荳肉於銅銚内飛過去巴荳合朴硝已下
四味再加射香少許研勻毎用一字吹入喉中吐出痰血
立愈

○聖煙筒治喉痺　草麻子取肉搥碎希捲作筒燒煙吸之

○祖傳經驗秘方治喉痺神効
馬蘭菊　五个龍草　車前草俗名蝦蟇衣
右以三味杵汁徐徐飲之

○又方治喉痺及喉中熱痛等証用上好消梨杵汁頻頻飲之如患者能自嚼嚥下亦可多食爲良大解熱毒惟金瘡産婦及諸脱血証不可食以其破血故也其餘一應癰疽發背等証多食極妙

論

齒病四十五

内經曰百病之起有生於本者有生於標者夫齒者腎之標骨之餘也足陽明胃之脉貫絡於齒上齦手陽明大腸之脉貫絡於齒下齦手陽明惡寒飲而喜熱飲足陽明惡熱飲而喜寒飲故其為痛有惡寒惡熱之不同也有開口呼風則痛甚者腸胃中有風邪也有開口則穢臭不可近者腸胃中有積熱也或謂痛而齒動搖或謂痛而蟲侵蝕又有齒縫疎豁飲食不便者比比是也大抵齒齦宣露而動搖者腎元虛也治宜滋陰補腎為要憎寒惡熱而口臭穢者胃氣熱也治宜安胃瀉火為良其所謂風邪蟲蝕之證蓋因熱生風而風生蟲也腸胃之火既平更加以擦牙誅蟲之藥以治其標無有不安之理也吾者識之

脉法

右寸関脉洪数或弦而洪腸胃中有風熱齒痛

尺脉洪大而虚者腎虚主齒動搖疎豁相火上炎而痛

法又二條丹溪方法

丹溪曰牙疼或出血屬熱胃中有熱有風寒有蟲有濕熱實熱腫痛調胃承氣加黄連又用升麻白芷防風荊芥薄荷甘草桔梗之類外用梧桐淚射香擦之

○灸法上片痛灸足三里二穴在足陽明經膝下三寸䯒骨外大筋内䐗中灸七七壯下片痛灸手三間二穴在手大指次指本節後内側䐗中手陽明大腸經灸七壯

外集○治蟲牙痛用韭菜子以黄蠟包之外以瓦片燒紅將韭子蠟丸置爲其上又別糊一紙袋如巨螺様上以小竹管爲袋觜將袋覆於蠟丸上以竹管挂於齒罅中其煙薫之其蟲即死而愈

丹溪○治走馬牙疳方其效如神

乾姜　南棗各燒存性　枯白礬

右件各等分為末付之即愈

丹溪○小兒走馬牙疳床一齊腐爛即死此方神效方

婦人尿桶中白垢火煅一錢入銅綠三分射香一分半付之立愈

東垣○射香散治熱多寒少牙齦露肉脫血出齒動欲落疼痛妨食惡寒少惡熱多

熟地黄二分　益智仁二分半　當歸身　生地黄

麻黄根　酒漢防已　人參各半分　升麻一分

草荳蔻　黄連各一分半　羊脛骨灰二分　射香少許

右為末先用温水漱口淨擦之

東垣○草荳蔻散治寒多熱少牙齒疼痛

細辛葉　防風各二分　羊脛骨灰　熟地黄各半分
當歸六分　草荳蔻　黄連各一分　升麻二分半
三分

右爲細末如前法擦之

○羌活散治客寒犯腦及風寒湊襲腦痛項筋急牙齒痛動搖
肉齦袒脫疼痛

藁本　香白芷　桂枝各三分　蒼朮

升麻各半分　當歸身六分　草荳蔻一分　羌活一分半

羊脛骨灰二分　麻黄去根節　防風去芦各三分　柴胡五分

細辛少許

右爲細末如前法擦之立愈

○白牙散

白芷七分　升麻一分　石膏一分半　羊脛骨灰二分

射香少許

右為細末如前法擦之立效

東垣○獨聖散治一切牙痛風蚛等證

北地蒺藜 不拘多少陰乾

右為細末每用刷牙以熱漿水漱牙外麤末熬漿水刷牙大有神效

東垣○立效散治牙齒痛不可忍微惡寒飲大惡熱飲其脉上中下三部陰盛陽虛是五藏內盛六府陽道脉微小小便滑數

細辛 三分 炙甘草 半分 升麻 七分 防風 一錢

草龍膽 三分酒洗

右為細末作一服水一盞煎至七分去粗以匙抄在口中煠痛處待少時則止○如多惡熱飲更加草龍膽一錢此法不定隨寒熱多少臨時加減○若更惡風作痛加荳蔻

黃連各五分　勿加草龍膽

東垣　○牢牙散　治牙齦肉綻有根牙疳腫痛牙齒動搖欲落治牙齒不長牙黃口臭

羌活一兩　草龍胆酒洗一兩半　羊脛骨灰二兩　升麻四兩

右為細末臨卧時貼牙齦上

東垣　○清胃散　治因服熱藥或食辛熱之物致使上下牙疼痛不可忍牽引頭腦滿面發熱大痛足陽明之别絡入腦喜寒惡熱乃是手陽明經中熱盛而作也其齒喜冷惡熱

當歸身　黃連夏月倍用　生地黃酒制各三分　牡丹皮半錢

升麻一錢

右為細末作一服水一盞半煎至一盞濾去粗滓涼服

東垣　○神功丸　治多食肉人口臭不可近牙齒疳蝕牙齦肉將脫牙齒落血不止

蘭香葉如無藿香代之　當歸身　藿香葉

木香各一錢　升麻一錢　五分　生地黃酒洗　甘草各三分

黃連酒洗　縮砂仁各二錢

右共為細末湯浸蒸餅為丸如菉豆大每服一百丸或加至二百丸止白湯下食遠服○此藥兼治血痢及血崩及血下不止血下褐色或紫色或黑色及腸澼下血空心服米湯下其脉洪大而緩者及治麻木血氣上衝逆氣上行妄聞妄見者皆効

○祖傳經驗秘方治胃有實熱齒痛或上片痛尤甚者用涼膈散以大黃酒蒸為君加知母石膏升麻為佐頻頻含嚥即愈

○又方治胃熱齒痛口臭穢不可近者用大黃剉條一二十片於火上烹熬入姜汁六分之一貼時含嚥甚効

○又擦牙止痛方

用黃蘗蜂窠一箇以川椒填滿其窠更以白礬一錢封口燒存性入香白芷羊脛骨灰各一錢同研為細末先以清茶漱口淨然後以此藥擦之及付痛處如有蛀孔作痛以小許塞於孔中立愈

○又灸法亦妙

列缺二穴在手太陰肺經與陽明經相連叉手取穴中指盡處又看其浮脉丫叉之間灸七壯其痛立止永不再發

鼻病 四十六

論

内經曰西方白色入通於肺開竅于鼻又曰鼻者肺之外候

丹溪曰肺之為藏其位高其体脆性惡寒又惡熱是故好飲熱酒者始則傷于肺藏鬱熱久則見於外而為鼻皶准赤之

候得熱愈紅得寒則黑此謂熱極是水之象亢則害承迺制也其或觸冒風寒始則傷于皮毛而成鼻塞不通之候或爲濁涕或流清汁久而不已名曰鼻淵此爲外寒束内熱之証也原病式曰肺熱則出涕是也又有膽移熱於腦則爲辛頞鼻淵鼻中濁涕如湧泉不滲而下久而不已則爲鼻衊衄血息肉鼻癰等証醫者宜各以類推而治之無忽也

脉法

右寸脉浮洪而數爲鼻衄鼻齄

左寸脉浮緩爲傷風鼻塞鼻流清涕

方法丹溪方法凡十一條 異本作七條

丹溪曰鼻爲肺之竅因心肺上病而不利也有寒有熱寒邪傷于皮毛氣不利而壅塞熱壅清道氣不宜通寒則表之麻黃桂枝之類熱則清之芩連梔子之類

○面鼻紫黒面為陽中之陽鼻居面之中一身之血運到面鼻皆為至清至精之血多酒之人酒氣薫蒸面鼻得酒血為極熱熱血得寒汚濁凝結而不行故色紫黒治宜化滞血生新血四物加片芩（酒炒）紅花（酒温）茯苓陳皮甘草生姜（煎）調五靈脂末服氣弱者加黄芪（酒浸）

○酒齄鼻乃熱血入肺治前方用梧桐子桐油入黄連以天吊藤焼油熱付之

○又方用山硫黄（入蘿蔔内）乳香軽粉烏頭尖酥調付或用膽礬付之

○又方用山梔為末蜜丸如弾子大空心嚼一丸白湯下

○齆鼻塞肉乃肺氣盛用枯礬研為末胭脂調綿裹塞鼻中数日自消

又方木通細辛附子炮蜜和綿裹塞鼻中又用防風通聖散

加荆三稜山茱萸肉海藻並用酒浸炒爲末每服一錢半酒調服之

○鼻淵膽移熱於腦則辛頞鼻淵防風通聖散一兩加薄荷黄連各二錢半水煎服

○宣明防風湯治鼻淵腦熱滲下濁涕不止久而不已必成衄血之疾

黄芩　人參　甘草炙　川芎

麥門冬去心各一兩　防風去蘆一兩半

右爲細末每服二錢沸湯調服食後服日三服

○麗澤通氣湯治鼻不聞香臭

黄芪八分　蒼术　羌活　獨活

防風　升麻　葛根各六分　炙甘草四分

麻黄不去節冬月加　川椒　白芷各二分

右細切作一服加生姜三片棗二枚葱白三寸水二盞煎至一盞溫服食遠忌一切冷物及風寒凉處坐卧

○溫肺湯治鼻不聞香臭多聠淚

丁香二分　防風　炙甘草　葛根

羌活各平錢　升麻　黃芪各七分半　麻黃一錢半不去節

右細切作一服水二盞葱白三根煎至一盞食後溫服

○禦寒湯治寒氣風邪傷于皮毛令鼻壅塞咳嗽上喘

黃連　黃栢　羌活各二分　炙甘草

佛耳草　款冬花　白芷　防風各二分

升麻　人參　陳皮各半錢　蒼术七分

黃芪一錢

右細切作一服水二盞煎至一盞去柤食後服

○祖傳經驗秘方治鼻中時時流臭黃水甚者腦亦時痛俗名

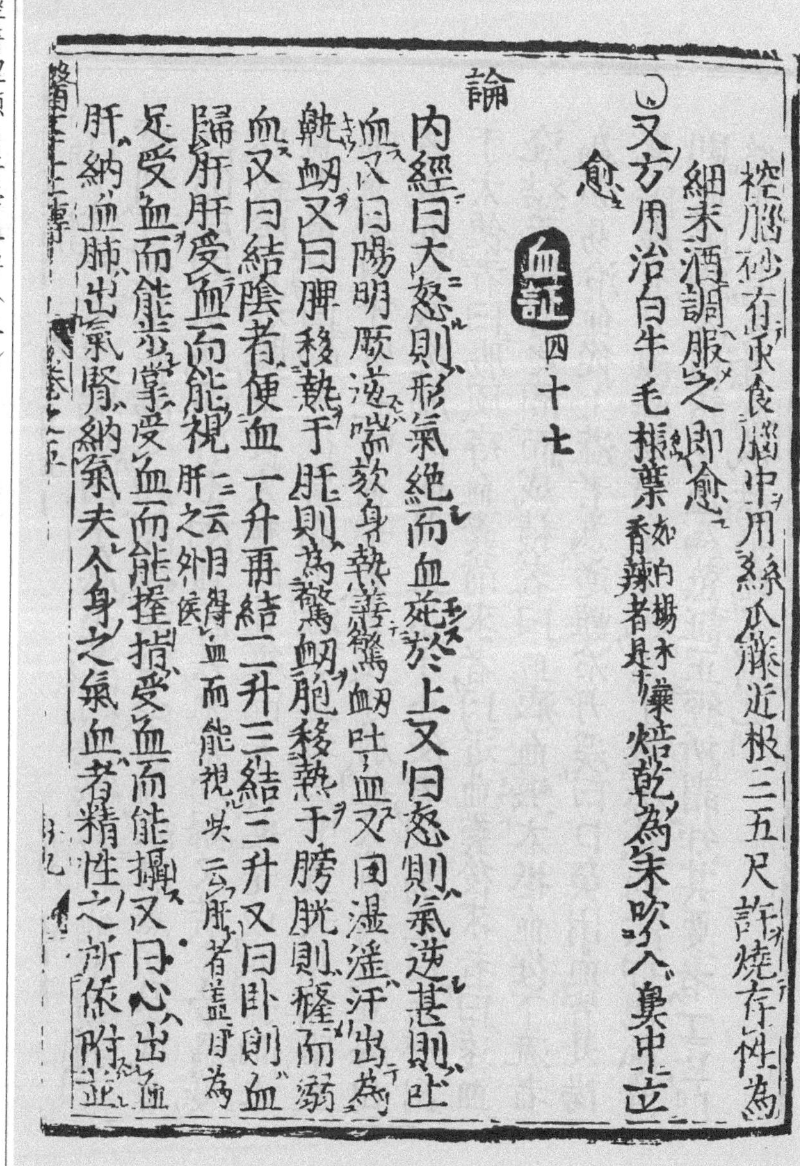

控腦砂有遇食腦中用絲瓜藤近根三五尺許燒存性爲細末酒調服之即愈

○又方用治白牛毛擦葉（如楊木葉香辣者是）焙乾爲末吹入鼻中立愈

血證四十七

論

内經曰大怒則形氣絶而血菀於上又曰怒則氣逆甚則嘔血又曰陽明厥逆喘欬身熱善驚衂吐血又曰濕淫汗出爲鼽衂又曰脾移熱于肝則爲驚衂胞移熱于膀胱則癃而溺血又曰結陰者便血一升再結二升三結三升又曰卧則血歸肝肝受血而能視（一云目得血而能視矣一云能視者蓋目爲肝之外候）足受血而能步掌受血而能握指受血而能攝又曰心出血肝納血肺出氣腎納氣夫人身之氣血者精性之所依附並

行不悖循環無端經曰一息不運則機緘窮一毫不續則穹壤判若夫暴喜傷心則氣緩而心不出血故肝無所受或暴怒傷肝則氣逆而肝不納血故其血無所歸又若房勞過度以致陰火沸騰血從火起故錯經而妄行也是以從肺而上溢于鼻者曰衄血從胃而上溢于口者曰嘔血夫所謂咯血唾血者出于腎也咳血嗽血者出于肺也又有痰帶血絲出者或從腎或從肺來也其血出于小便者曰溺血曰血淋出于太便者曰腸風痔血糞前來者曰近血糞後來者曰遠血流結于腸胃之間而成積者曰血瘕血蠱大抵血從下流者為順易治血從上溢者為逆難治丹溪曰口鼻出血皆是陽盛陰虛有升無降血隨氣上越出上竅法當補陰抑陽氣降則血歸經又曰諸見血為熱證正經所謂知其要者一言而終不知其要者流散無窮此之謂也

脉法

内經曰脉來如懸鉤爲衄血常脉脉至而搏血衄身熱者死腸澼下膿血脉弦絶則死滑大則生血温身熱者死

脉經曰脉得諸濇濡弱爲亡血 脉來輕輕在肌肉尺中自浮目睛暈黄衄血未止

太陽脉大而浮必衄吐血 病人面無血色無寒熱脉沉弦者衄也

脉浮弱手按之絶者下血煩欬者必吐血

脉極虚芤遲爲淸穀亡血失精

脉芤爲失血 濇爲少血 脉弦而緊脇痛肝藏傷主有瘀血 吐血唾血脉滑小弱者生實大者死

唾血脉堅強者死滑濡者生

方法

丹溪方法凡二十七條

丹溪曰：口鼻血出，皆是陽盛陰虛，有升無降，血隨氣上越出上竅。法當補陰抑陽，氣降則血歸經。（此語雖見前論，蓋一章之大旨，故重以示學者。）

○衄血涼血行血爲主，犀角地黄湯入鬱金。

○一方用韭菜搗研服，或用蘿蔔上半段杵汁服，又以茅汁滴入鼻竅中，或灸大椎及啞門穴一二三壯，很可止之。

○本草衍義以萱草葉洗淨研汁一盞，入生薑汁三分之一，細細呷之，治大熱衄血。

○吐血是火載血上，錯經妄行，脉必大而芤。（大則發熱，芤則失血。）

大法四物湯加炒梔子、童便、薑汁、竹瀝。

○一方用韭汁（一云凡血並行，或吐血，或唾血，或見血腥，兼用韭汁服之最效），童便、薑汁磨入鬱金飲之，其血自清。如無鬱金，以山茶花代之。一云用鬱金末以薑汁、童便和好酒調服。

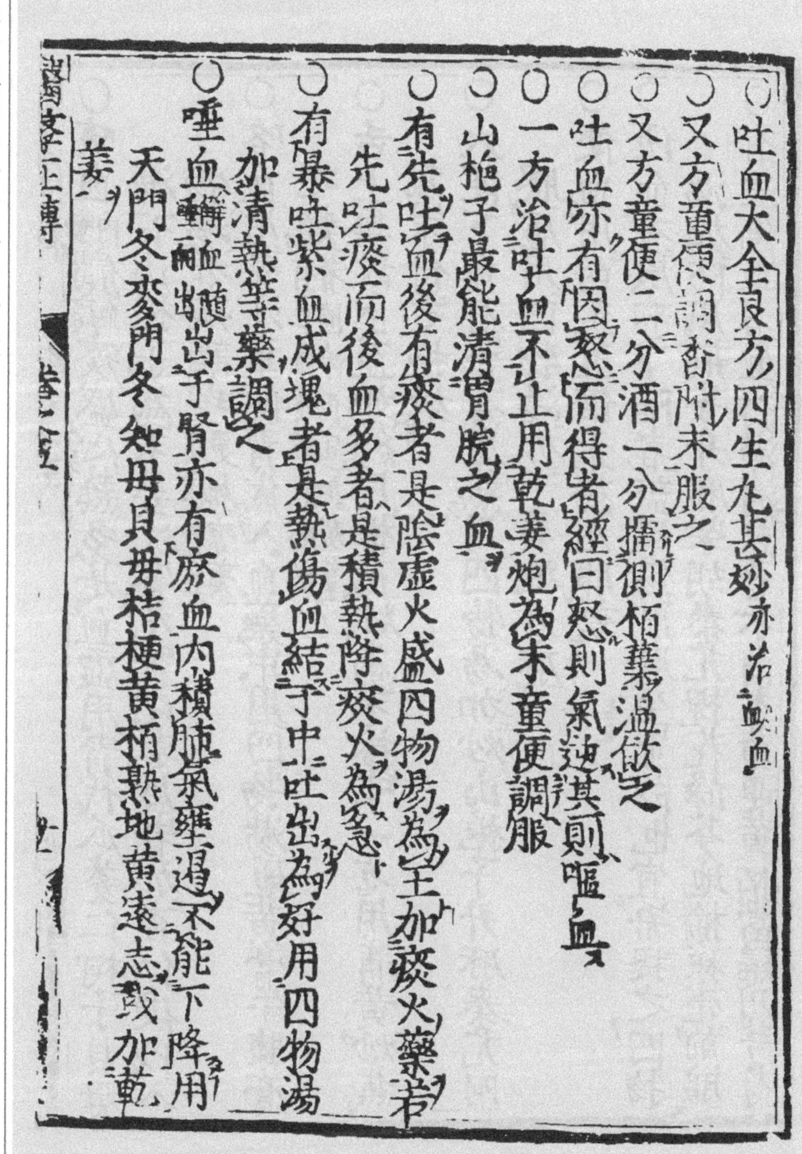

○吐血大全良方四生丸甚妙亦治衄血

○又方童便調香附末服之

○又方童便二分酒一分擂側栢葉温飲之

○吐血亦有因怒而得者經曰怒則氣逆甚則嘔血

○一方治吐血不止用乾姜炮為末童便調服

○山梔子最能清胃脘之血

○有先吐血後有痰者是陰虛火盛四物湯為主加痰火藥

先吐痰而後血多者是積熱降痰火為急

○有暴吐紫血成塊者是熱傷血結于中吐出為好用四物湯

加清熱等藥調之

○唾血（鹹血隨唾而出）出于腎亦有瘀血內積肺氣壅遏不能下降用

天門冬麥門冬知母貝母桔梗黃栢熟地黃遠志或加乾

姜

○咳血（嗽出痰內有血）痰盛心熱多是血虛用青代瓜蔞仁訶子貝母海石山梔子為末姜汁蜜丸噙化嗽盛者加杏仁後以四物湯加減調理（痰盛身熱者宜涼藥）

○咯血用姜汁童便青黛入血藥中用四物湯地黃膏牛膝膏之類（有咯血痰帶血絲出者因冷但宜加痰藥）

○舌上無故出血如線用槐花炒為末摻之一方用蒲黃炒焦為末付之極妙

○大便下血有熱有虛熱用四物湯加炒山梔子升麻秦艽阿膠虛用四物湯加干姜炮升麻

○便血用白芷五倍子為丸服效

○便血有風邪下陷者蓋風傷肝肝生血故也宜升提之四物湯加防風荊芥升麻柴胡秦艽槐花條芩地榆枳殼煎服

○有濕傷血者宜行濕消熱蒼朮白朮黃連黃柏當歸川芎者

藥地榆槐花水煎服之

○因積熱下血用蒼朮陳皮各一兩半連翹五錢黃連黃芩黃

栢各七錢半炒為末生地黃膏丸服

○腸風下血獨在胃與大腸出用黃芩秦艽槐角青代升麻

○一方用大黃煨桃仁去皮尖研各三錢當歸檳榔皂角仁黃栢荊

芥穗枳殼各五錢蝟皮炙黃連炒秦艽槐角子各一兩

右為末麪糊為丸如梧桐子大每服五十丸白湯送下如

鮮血下甚者棕櫚灰蓮房灰各五禾

丹溪方○凡經血逆行或血腥或吐血唾血用韭汁服自清

東垣○人參飲子治衄血

麥門冬一手　當歸身一禾　人參　黃芪各一水半

白芍藥　甘草各一禾　五味子九枚

右細切作一服水一盞半煎至一盞温服

丹溪○痰涎雜血出于脾葛根黄芪芍藥黄連川歸沉香末甘草

水煎服

東垣○三黄補血湯治吐血

黄芪　川歸　柴胡各一錢　熟地黄

川芎各一錢半　芍藥　生地黄各二錢　牡丹皮

升麻各半錢

右細切作一服水二盞煎至一盞温服

○一方治痰嗽吐血

紅花　杏仁去皮尖另研　枇杷葉拭去毛薑汁塗炙黄

紫菀茸　鹿茸酥炙　木通各一錢　大黄半錢

右為細末蜜丸龍眼大噙化

東垣○黄芪散治咳血成勞

黄芪　麥門冬　熟地黄　桔梗

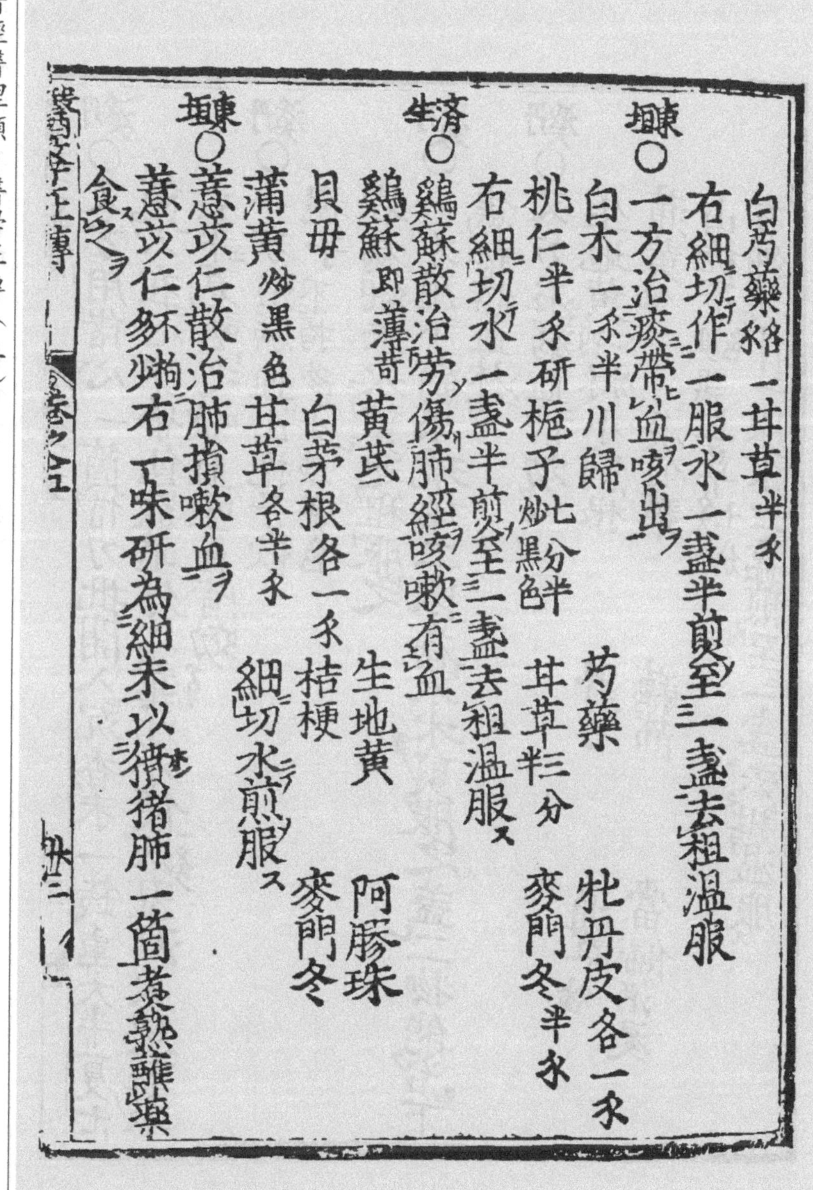

白芍藥各一 甘草半錢

右細切作一服水一盞半煎至一盞去粗溫服

東垣○一方治痰帶血咳出

白朮一錢半 川歸 芍藥 牡丹皮各一錢

桃仁半錢研 梔子七分半炒黑色 甘草三分 麥門冬半錢

右細切水一盞半煎至一盞去粗溫服

濟生○鷄蘇散治勞傷肺經咳嗽有血

鷄蘇即薄荷 黃芪 生地黃 阿膠珠

貝母 白茅根各一錢 桔梗 麥門冬

蒲黃炒黑色 甘草各半錢 細切水煎服

東垣○薏苡仁散治肺損嗽血

薏苡仁不拘多少 右一味研為細末以猪肺一箇煑熟蘸藥

食之

丹溪○又方用猪心一箇竹刀批開入沉香末一錢重大半夏七箇入在心中帋包數重外以童子小便浸濕慢火煨熟取去半夏吃之嗽血吐血皆効

丹溪○一方治溺血山梔子飲

梔子不拘多少炒黑色

右為細末水煎連粗服之

丹溪○一方用小薊根琥珀二味為末水煎服之盡二物能治下焦熱結血淋

丹溪○又方治溺血神効

生地黃四錢二分　小薊根　滑石　通草炒

蒲黃炒　淡竹葉　藕節　當歸酒浸

山梔子炒黑色　甘草七分炙

右細切作一服水二盞煎至一盞去粗溫服

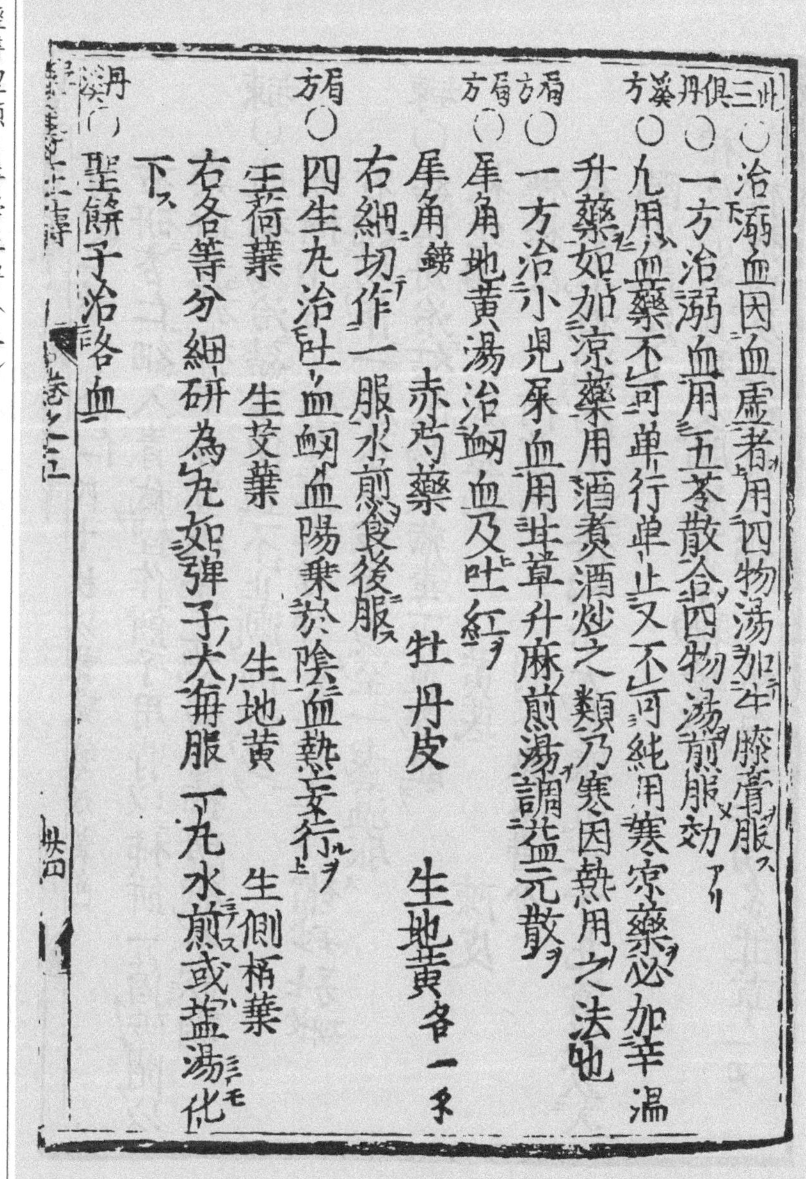

此三 ○治溺血因血虛者用四物湯加牛膝膏服

俱丹 ○一方治溺血用五苓散合四物湯煎服效

溪方 ○凡用血藥不可單行單止又不可純用寒涼藥必加辛溫

升藥如加涼藥用酒煮酒炒之類乃寒因熱用之法也

局方 ○一方治小兒尿血用甘草升麻煎湯調益元散

局方 ○犀角地黃湯治衄血及吐紅

犀角鎊　赤芍藥　牡丹皮　生地黃各一錢

右細切作一服水煎食後服

局方 ○四生丸治吐血衄血陽乘於陰血熱妄行

生荷葉　生艾葉　生地黃　生側柏葉

右各等分細研為丸如彈子大每服一丸水煎或鹽湯化

下

丹溪 ○聖餅子治咯血

青黛一兩　杏仁四十枚，以黄蠟煎炒黄色

右研杏仁細，入青黛捏作餅子。用時以柹餅一箇破開，以藥餅置於柹中，合宜濕紙包，煨熟，連柹研細，米飲調

〇地榆湯　治結陰便血不止，漸而極多

地榆四兩　生甘草一兩半　炙甘草一兩　縮砂七枚，另研

右細切作一服，水一盞半，煎至一盞，溫服

〇結陰丹　治結陰腸風藏毒下血等證

枳殼炒　威靈仙　黄芪　陳皮

椿根皮　何首烏　荆芥穗各等分

右細末，酒糊為丸，如梧桐子大，每服五七十丸，清米飲入醋少許送下

〇椿皮散　治血痢及腸風下血神驗

椿根白皮二兩　槐角仁四兩　枯白礬二兩　炙甘草一兩

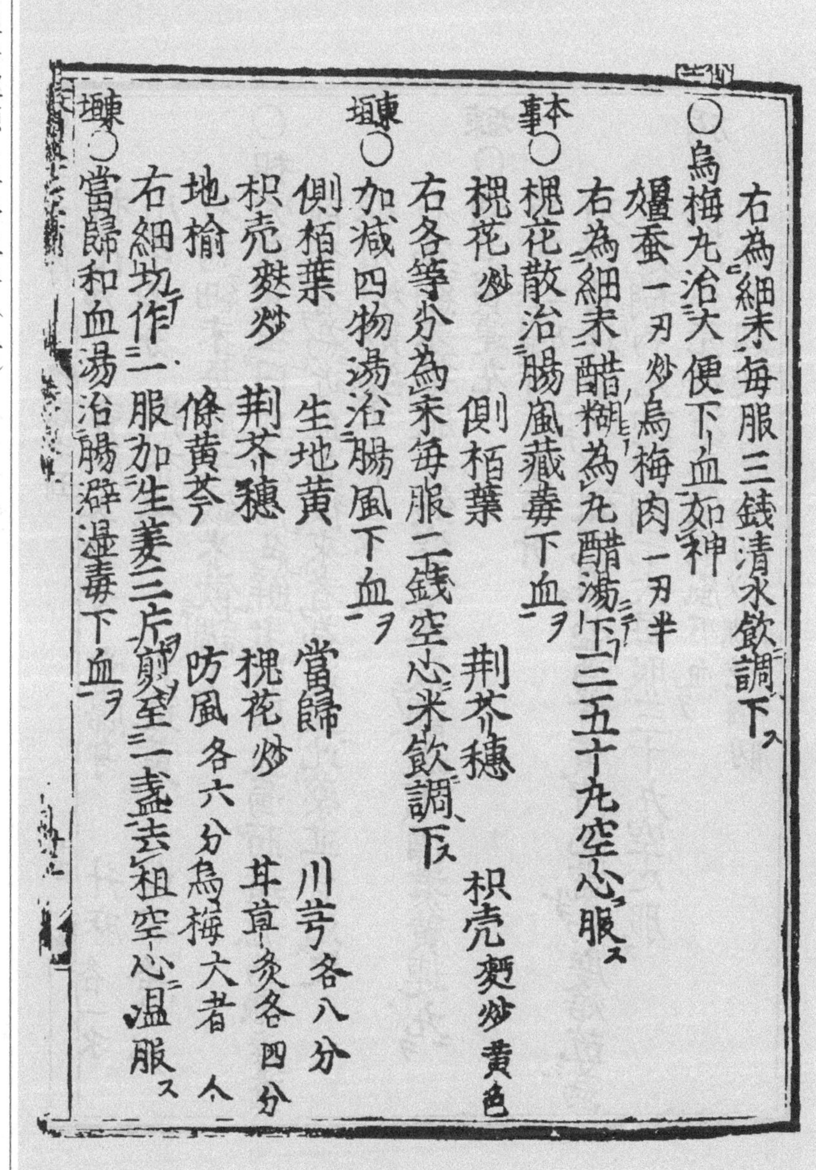
右為細末每服三錢清水飲調下

○烏梅丸治大便下血如神

殭蚕一兩炒　烏梅肉一兩半

右為細末醋糊為丸醋湯下三五十丸空心服

本事○槐花散治腸風藏毒下血

槐花炒　側栢葉　荊芥穗　枳殼麩炒黄色

右各等分為末每服二錢空心米飲調下

東垣○加減四物湯治腸風下血

側栢葉　生地黄　當歸　川芎各八分

枳殼麩炒　荊芥穗　槐花炒　甘草炙各四分

地榆　條黄芩　防風各六分　烏梅大者一个

右細切作一服加生姜三片煎至一盞去祖空心温服

東垣○當歸和血湯治腸澼濕毒下血

槐花炒 青皮各六分 當歸身 升麻各一錢

川芎四分 荊芥穗 熟地黃 白术各六分

右為細末每服三錢米飲調下

○枳殼散東垣曰血清而色鮮者腸風血濁而黯者為臟毒糞前來者為近血糞後來者為遠血此藥並皆治之

枳殼十兩麩炒黃色 甘草三錢炙

右為細末每服一錢空心米飲調送下酒煮黃連丸

東垣○酒煮黃連丸

黃連去鬚十二兩 好酒五升

右將黃連細切以銀石器盛酒煮黃待乾盡為度焙乾為末麪糊為丸如梧桐子大每服三十丸空心服

[illegible]○秘方枳殼湯治大便腸風下血

枳殼一兩麩炒黃色 黃連二兩以槐花四兩同炒去槐花不用

右二味量水煎濃汁食前溫服

局方○槐角丸治五種腸風下血痔漏脫肛並皆治之

槐角炒二兩　地榆　黃芩　當歸

防風　枳殼麩炒

右各等分爲細末酒麪糊爲丸如梧桐子大每服五十丸空心清水飲送下

東垣○升陽去熱和血湯治腸澼下血另作一派其唧唧然有聲者有力而遠四散如篩腸腹中作痛熱毒所作也

陳皮二分　熟地黃　當歸身　蒼朮

秦艽　肉桂各三分　生地黃　牡丹皮

生甘草各五分　升麻七分　炙甘草　黃芪各一錢

白芍藥一錢半

右細切作一服水二盞煎至一盞去柤食前稍熱服

○升陽補胃湯證治及詳見秘藏瀉痢門

○生地黄散治鬱熱衄血咯血吐血等證

枸杞子　柴胡　黄連　地骨皮

天門冬　白芍藥　甘草　黄芩

黄芪　生地黄　熟地黄各半兩

右細切作一服水一盞半煎至一盞溫服　皆者下血加地楡

○玉屑膏治熱血　黄芪　人参

右二味各等分為末用蘿蔔大者切片厚一指許四五片蜜淹少時蘸蜜炙乾盡蜜二兩為度勿令焦點藥末吃不拘時仍用鹽湯送下

○龍骨散治衄血不止九竅出血皆可止之

龍骨不拘多少　右一味細研吹入鼻中即止

○射香散治鼻衄不止

白礬枯　龍骨各五分　射香一分半

右各另研和勻每用時先以冷水洗鼻孔淨然後用藥吹入孔內或以溼紙撚蘸入亦妙

祖傳○經驗方治瀉血

百藥煎一兩以半生半燒灰存性

右共研細飯丸如梧桐子大每服三四十丸或以米湯調下末子二三錢亦可

○又方治前證用乾柿餅燒灰存性清米飲調下二三錢立止

○桃仁承氣湯治男子婦人血結胸手不可近及中焦畜血妄言見鬼昏迷如狂及冬病胃脘疼痛畜血等證

○抵當湯治下部畜血臍下結痛滿硬等證方見傷寒門

○丹溪活套云凡諸見血證皆是陽盛陰虛君相二火亢甚煎迫其血而出諸竅也悉宜四物湯加知母黃栢補陰降火

之剤為主治〇如衂血咳血或痰帶血絲出者皆從肺中來也本方加酒洗薄黃芩茅花等藥以瀉肺火如嘔血吐血此從胃中來也本方加石膏知母等藥以瀉胃火〇唾血咯血及潮熱咳血此血從腎中來也本方用梔栢皆當以塩酒炒更加肉桂一分許以瀉腎火如小便血於溺竅中出澁数成淋作痛或雜尿而出者從此膀胱中來也本方加梔子仁瞿麥牛膝滑石之類以瀉膀胱之火〇如小便出血不痛者此心移熱於小腸故曰血從精竅中出也本方加黃連梔子條芩之類以瀉本經之火〇大便未糞而血先來者謂之近血知其從大腸中來也本方加檳榔枳實槐花條芩之類以瀉大腸之火〇如大便糞而血來者謂之遠血知其從小腸中來也本方加木通茵炒黃連之類以瀉小腸之火〇夫血出於口鼻者或加犀角芩連

之類以清之或加茅花藕節棕梠灰炒蒲黃之類以止之或加韭汁童便山茶花牡丹皮之類以消之○其血出於大便者或加槐花側柏葉條芩之類以清之或於地榆荊芥白芷茅根之類以止之○其血出於小便者或加瞿麥麥門冬梔子之類以清之或加滑石木通大小薊之類以行之或行之或清之或止之皆當視其新久緩急而施治之俱以四物為君主之藥也

○祖傳經驗方

治小便溺血用車前草葉金陵草葉（俗名墨斗草）二味擣取自然汁一盞空腹飲之立止

○又髮灰丸

用小兒胎髮如無以壯年無病人頭髮剪下者為上自[illegible]者炙之燒灰細研別用新取側柏葉擣汁調糯米粉打糊

為丸如梧桐子大每服五十丸白湯送下 或煎四物湯送下尤妙空心服之

○又方治大便下血用蘆竹葉燒灰存性米糊為丸如梧桐子大每服七八十丸空心米飲送下

○一男子四十余素年飲酒無度得大便下血証一日如廁二三次每次便血一升許予以四物湯加條芩防風荆芥白芷槐花等藥連日與服不効後用橡斗燒灰二錢七分調入前藥汁内服之又與灸脊中對臍一穴血遂止而平安其病自此不發

痔漏 四十八

論

經曰因而飽食筋脉横解腸澼為痔又曰脾胃者倉廩之官五味出焉大腸者傳道之官變化出焉若夫飽食太過則脾

氣倦甚不能運化精微朝傷暮損清濁混淆故食積下流於大腸之間而為病也蓋脾胃一虛肺氣亦虛大腸之氣亦從而虛其肝木得以乘虛下流而為腸風病則是皆金夫所養木寡于畏之所為耳其為変見名狀種々不同曰牛奶曰鼠奶曰雞心曰雞冠曰蓮花曰翻花曰蜂窠曰穿腸曰外痔曰雞為狀不一而其因則同焉治法以苦寒瀉火芩連梔子槐花之類以辛溫和血川歸川芎桃仁之類風邪在下以秦艽防風升麻之類提之燥熱沸鬱以大黃枳殼麻仁之類調之遘此疾者自宜慎口節欲依法調治無有不安者也

脉法

脉沈小實者易治浮洪而軟弱者難愈

方法丹溪方法凡十條

○一丹溪曰痔病因風熱燥歸于大腸也治血為主大法用芩

凉大腸人參黃連生地黃槐角用凉血生血當歸和血川芎
升麻枳殼寬腸

○漏瘡先須用補藥以補氣血參芪歸朮爲主大劑服之外以
附子爲末津和作餅子如錢厚以艾多灸之漏大者艾炷
亦大漏小者艾炷亦小灸令微熱不可令痛餅乾即易之
再和再灸又以補氣血藥作膏藥貼之

○一方治痔瘡腫痛用蝸牛一名蜒蚰陰乾爲末付之即愈或用香
油浸蝸牛月餘而以其油搽之亦效

○洗藥用五倍子朴硝桑寄生蓮房煎湯先薰後洗

○又方治痔瘡風腫疼痛用胡麻子煎湯洗之其腫即消

○又方用木鱉子五倍子共爲細末調付

○塞藥用炉甘石煅以童子尿淬之牡蠣煅共爲末付之

○又方用馬蘭草根研細付上片時看肉平去藥稍遲恐肉反出

○腸風獨在胃與大腸出用黃芩秦艽槐角青黛升麻

（肥上背丹溪方）丁方用大黃（煨）桃仁（去尖各三錢）蝟皮（炙）黃連秦艽

槐角子（胳一）當歸梹榔皂角仁黃栢（炒）荊芥枳殼（各五匁）

右為末麪糊為丸如梧桐子大毎服五十丸白湯下如下

鮮血者加棕櫚灰蓮房灰

東垣○秦艽羌活湯治痔漏成塊下垂不任其痒

羌活（一匁二分）　秦艽　黃芪（各一匁）　防風（去芦七分）

升麻　炙甘草　麻黃　柴胡（各五分）

藁本（三分）　細辛　紅花（各少許）

右細切作一服水煎服忌寒風處大小便

東垣○秦艽蒼朮湯治痔核已破謂之痔漏大便秘澁必作大痛

此湿熱風燥四氣合而為病故大腸頭成塊者湿也作大

痛者風也大便燥結者兼受火邪也其西方肺金主氣其

体收下亦助病為邪須當用破氣藥蒸之其効如神

秦艽去芦　桃仁去皮尖另研　皂角仁燒存性各一兩　蒼术米泔浸

防風各七分　黄栢酒洗五分　當歸梢酒洗　澤瀉各三分

檳榔二分另研　大黄少許雖大便過澁亦不可多用

右件除檳榔桃仁皂角仁三味另研外餘藥細切作一服

水三盞煎至一盞二分去柤入檳榔等三味末再上火

煎至一盞空心熱服待少時以美膳壓之不犯胃氣也服

藥日忌生冷硬物及酒湿麪大料椒姜等物若犯之其藥

無効如有白膿加白葵花頭五朶去萼心青皮半兩入正

藥中同煎木香三分為細末同檳榔等三味依前煎服餌

古人治此疾多以歳月待除之惟此藥一服即愈

東垣秦艽當歸湯治痔漏大便結燥疼痛

大黄煨四　秦艽去芦　枳實各一兩　澤瀉

當歸梢　皂角仁　白朮各五分　紅花少許
桃仁二十箇去皮尖研細
右細切作一服，水三盞，煎至一盞，食前服，忌如前。
東垣○秦艽防風湯　治痔漏，每日大便時發疼痛。如無疼痛者，非痔漏也，此藥主之。
秦艽　防風　當歸身　白朮各一錢半
炙甘草　澤瀉各六分　黃柏五分酒洗　大黃煨
陳皮各三分　柴胡　升麻各二分　桃仁三十箇去皮尖研
紅花少許
右細切作一服，水三盞，煎至一盞，去粗，稍熱空心服之。避風寒，忌房事、酒、濕麵、大辛熱之物。
潔古○當歸郁李仁湯　治痔漏大便硬，努出大腸頭，下血，苦痛不能忍。
郁李仁　皂角仁各一錢　枳實七分　秦艽去芦

麻仁　當歸稍　生地黃　蒼朮各半兩
大黃煨　澤瀉各三分
右細切作一服除皂角仁為末用水三盞煎至一盞去柤
入皂角仁末和勻空心服忌如前

東垣○紅花桃仁湯治痔漏經年因而飽食筋脉横觧腸澼為痔
治法當補北方瀉中央
黃栢一錢半　生地黃一錢　澤瀉八分　蒼朮六分
當歸稍　漢防已　防風稍　猪苓各半錢
麻仁二分　紅花少許　桃仁十个
右細切作一服水二盞煎至一盞去柤稍熱服忌如前

東垣○七聖丸治大腸疼痛不可忍脉訣云積氣生於脾藏傍大
腸疼痛陣難當但令稍瀉三焦火莫慢多方立紀綱
羌活一兩　郁李仁湯浸去皮尖另研一兩五錢　大黃煨八錢

枳殼　桂心　木香　川芎各五錢

右除郁李仁另研細別入外，其餘共為細末，煉蜜為丸，如梧桐子大，每服三五十丸，白湯下，食前服，取微利，一服而愈。切禁不得多利大便，其痛愈甚。

〇秦艽白朮丸　治痔疾并漏有膿血，大便硬燥，疼痛不可忍。

秦艽去蘆　桃仁去皮尖，另研　皂角仁燒存性，各一兩　當歸稍酒浸

澤瀉　枳實麩炒黃色　白朮各五錢　地榆三錢

右為細末，和桃仁泥再研勻，麩糊為丸，如雞頭實大，令藥光滑，焙乾，每服五七十丸，白湯空心下，待少時以美膳壓之。忌生冷硬物、冷水冷菜之類，并酒濕麩及辛辣大料熱物，犯之則藥無驗也。

〇脫肛證肛音工，下部病也，俗作肛非

屬氣血虛與熱。氣虛，參芪升麻川芎；血虛，四物湯；熱，加黃

栢外以五倍子為末托而上之一次[illegible]

枚

○又方以陳壁土炮湯先薫後洗

○又方以鱉頭燒存性為末真麻油調付即收龜頭亦可

○祖傳經驗秘方七花丸治腸風下血久痔皆効

山茶花　芙蓉花　石榴花　檢漆花

松花　白芽花各一兩俱燒存性　槐花二兩炒焦黑　枳殼一兩麩炒黄色

甘草炙半兩　地榆一錢　檳榔二錢半

右為細末醋調麪糊為丸如梧桐子大每服七八十丸煎

烏梅湯下

○又方治腸風下血等証

乾柿餅燒存性研灰二兩　酒瓶箬包酒過一年者或二三年者尤甚燒存性

烏梅燒存性已上各二兩　百藥煎炙焦黃一兩如無以五棓子代之

槐花半兩炒　枳殼半兩麩炒黄色

右為細末，醋糊為丸，如梧桐子大，每服七八十丸，醋湯下。

或加梹榔半兩。

汗證四十九

論

內經曰：心之液為汗。原病式曰：心熱則出汗。東垣曰：西南坤土也，在人則為脾胃。夫人之汗，猶天地之雨，陰滋其濕則為霧露為雨也。據內經獨主於心，而東垣又指脾胃而言，何也？蓋心為君火主熱，脾胃屬土主濕，濕熱相搏為汗明矣。亦如地之濕氣為雲霧而上升，其天地若不升降，則不能成霖雨也。又如甑中燒酒，若非湯火蒸淘，則不能成汗液也。夫各藏皆能令人出汗，獨心與脾胃主濕熱，乃總司耳。故內經又曰：飲食飽甚，汗出於胃；驚而奪精，汗出於心；持重遠行，汗出於腎疾走恐懼汗出於肝搖体勞苦汗出於脾若夫自汗與盜汗者病似而實不同也其自汗者無時而濈濈然出動則爲甚屬陽虛胃氣之所司也盜汗者寐中而通身如浴覺來方知屬陰虛榮血之所主也大抵自汗宜補陽調衛盜汗宜補陰降火則大法心虛而冷汗自出者理宜補肝益火之原以消陰翳也陰虛火炎者法當補腎壯水之主以制陽光也醫者宜詳辨之毋錯

脉法

脉大而虛浮而輭者汗　在寸爲自汗在尺爲盜汗

傷寒脉陰陽俱緊當無汗若自汗者曰亡陽不治

方法丹溪方法凡四條

丹溪曰自汗屬氣虛屬濕與熱盜汗屬血與陰虛

○火氣上蒸胃中之濕亦能作汗涼膈散主之

○治自汗用人參黄芪少佐以桂枝。陽虚者附子亦可用。

○痰病亦有自汗者。

東垣○麥煎散　治諸虚不足及新病暴虚津液虧欠体常自汗夜臥則甚久而不止体瘦心忪驚惕短氣疲倦

牡蛎　黄芪　麻黄根各一禾

右細切作一服入小麥百餘粒水煎服

東垣○調衛湯　治濕勝自汗補衛氣虚弱表虚不任風寒

黄芪　麻黄根各一禾　羌活二分　生甘草

當歸梢各五分　生地黄　麥門冬各三分　生黄芩

半夏各五分　猪苓二分　蘇木　紅花各一分

五味子七粒（恐自汗陽虚之証不應下羌活半夏生姜三味辛散發表之劑恐傳寫之誤姑存之）

右細切作一服加生姜三片水二盞煎至一盞去柤稍熱服

附方○當歸六黃湯　治盜汗之聖藥也

當歸一錢　生地黃　熟地黃　黃栢各七分

黃芪一錢　黃連　黃芩各七分

右細切作一服水二盞煎至一盞食前溫服小兒減半又

曰小兒不須治小兒饑飽自愈然不治病恐日甚治之尤妙

丹溪○黃芪建中湯　治自汗及盜汗皆效方見傷寒門桂枝湯或加浮小麥一撮尤妙

○四制白术散　治盜汗

白术四兩內一兩以黃芪同炒一兩以石斛同炒一兩以牡蠣同炒一兩以麩皮同炒同炒者皆去之

右取白术一味為細末每服三錢粟米湯調下

東垣○正氣湯　治盜汗

黃栢　知母各一錢半　甘草炙半錢

右細切水煎服之

東垣○白术散　治飲酒中風多汗食即汗出如油漏久不治必成

消渴

牡蠣三分炒 白朮一兩二分半 防風二兩半

右為細末每服一錢溫水調下不拘時候如惡風倍防風白朮如多汗面腫倍牡蠣

○丹溪活套云仲景桂枝湯治外感風邪自汗之聖藥也黃芪建中湯治外感挾氣虛自汗之劑也東垣補中益氣湯內治傷寒氣虛自汗之妙劑也甚者六脉浮濡而虛本方加附子以治陽虛甚效如鼓應桴○如左寸脉浮洪而自汗者心火炎也本方倍參芪加麥門冬黃連五味子各半錢○如左關脉浮弦而自汗者挾風邪也本方加桂枝芍藥各半錢若不陰虛只有桂枝湯可用也○右關脉浮洪無力而自汗者只因本方倍參芪而自愈○右尺脉洪數無力而自汗者或盜汗相火挾君火之勢而尅伐肺金也本

方加黃連黃芩黃栢各半銭只用當歸六黃湯〇左寸脉浮洪無力而自汗者水虧火盛也本方加知母黃栢各半銭熟地黃一銭壯水之主以制陽光也〇凡内傷及一切虚損之証自汗不休者總用補中益氣湯少加附子麻黃根浮小麥其効捷如影響但升麻柴胡俱用蜜水制炒以殺其升發勇悍之性又欲其引参芪等藥至肌表故不可缺也〇凡上所云皆指内傷虚損自汗之証故皆以補中益氣為主治之藥也

〇上湖呂後文得内傷虚証發熱自汗如雨不止服補中益氣湯十數貼不効予以前方加减每貼用蜜制黃芪一銭半人参一銭白术甘草陳皮各七分當歸白芍藥各一銭升麻柴胡各一分加桂枝三分麻黃根七分浮小麥一撮炮附子三分三貼而汗止熱亦退而安

痙病　五十

論

內經曰諸痙（滑氏曰痙當作痓）項強皆屬於濕（王注云太陽濕也）又曰諸暴強直皆屬於風（王注云陽明蹻而陰蹻行於外也）原病式曰筋勁強直而不柔和也夫肝木屬風而主筋經曰諸暴強直屬風理宜然也其所謂諸痙項強而屬於濕者何與蓋太陽陰濕甚則兼風化亢則害承迺制也是故知痙之為病濕為本風為標耳故仲景有剛柔二痙之分不可不辨蓋剛為陽痙而柔為陰痙也若夫太陽發惡熱無汗惡寒脉弦長勁急胸滿口噤手足攣急咬牙甚則搐搦角弓反張此為剛痙太陽微熱多汗不惡寒脉遲濇弦細四体不收時時搐搦開目合口此為柔痙大抵因風濕二氣襲於太陽之經亦有輕重之分其風氣勝者為剛痙風性剛急故也濕氣勝者為柔痙濕性柔和故也外

有諸虛之候表虛不任風寒亦能成痓是以或産後或金瘡或跌仆撲傷癰疽潰膿之後一切去血過多之証皆能成此疾也是乃虛爲本而風爲標耳亦有絶無風邪而亦能使人筋脉攣急而爲角弓反張之候者血脫無以養筋故也丹溪甚言不可作風治而用風藥恐反燥其餘血而致不救也可不愼與

脉法

脉經曰太陽病發熱其脉沉而細者爲痓

痓脉來按之築築然而弦直上下行

痓家其脉伏堅直上下

痓病發其汗已其脉潑潑然而蛇暴腹脹大爲欲解脉如故反伏弦者必痓　此痓字恐當作死字

太陽脉其証備身体強几几然脉沉遲此爲痓瓜蔞桂枝

湯主之

方法 丹溪方法凡二條

丹溪曰大率與癇相似比癇為虛切不可作風治而純用風藥多屬氣血虛有火有痰宜補兼降痰火參芪芎歸竹瀝之類

○一方治少年痘瘡醫後成痓口噤不開四肢強直時或遶臍腹痛一陣則冷汗如雨痛定汗止脉極強緊如真弦先因勞倦傷血瘡後血愈虛而又感風寒當用溫藥養血辛涼散風芍藥當歸為君川芎青皮鈎鈎藤為臣白朮甘草為佐桂枝木香黃連為使更加紅花少許水煎服愈

活人 ○括蔞桂枝湯 治太陽傷寒成痓

括蔞根　甘草炙各三兩　桂枝　芍藥

生姜各三兩　大棗十二枚

右六味細切作一服以水九升煮取三升作三服連飲取微汗如汗不出少頃以熱粥湯發之

活人 ○葛根湯治太陽病無汗而小便反少氣上衝胷口噤不能語欲作剛痓 方見傷寒門

活人 ○麻黄葛根湯治剛痓無汗惡寒

麻黄 赤芍藥各三分 乾葛四分半 豆豉半合

右細切作一服水二大盞葱白三莖煎八分稍熱服

此三方皆 ○大承氣湯治剛痓大便實熱 方見傷寒門

○桂枝葛根湯治柔痓有汗不惡寒 方見傷寒門

活人 ○桂枝栝蔞根湯治柔痓通用 方見中風門

金匱 ○小續命湯治剛柔二痓通用 方見中風門

○防風當歸散治發汗過多發熱頭搖口噤背反張者宜去風養血

防風　當歸　川芎　生地黄各二錢半

右細切作一服水煎服

○當歸補血湯治一切去血過多因無血養筋令人四肢攣急口噤如痓

黄芪一兩　當歸五錢酒浸洗淨

右細切作一服水二盞煎至一盞温服○如挾風或兼破傷風者加防風羌活各一錢荊芥穗一錢半甘草半錢減去黄芪一半煎服

○活人舉卿舉敗散治新産血虛發痓者汗後中風發熱亦然

荊芥穗不拘多少微炒

右為末每服三五錢以大豆黄卷以熱酒沃之去黄卷用汁調下其効如神

○丹溪活套云昔之所謂剛柔二痓者當以虛實論之是也

屬外感一屬內傷屬外感者為剛痓宜用麻黃葛根湯括蔞桂枝湯小續命湯在裏者大承氣湯之類屬內傷者為柔痓宜用補中益氣湯八物湯四物湯之類如以風湿二事分剛柔而治恐誤醫者不勝其多今以虛實分治其理昭然無疑矣

○陶氏婦年三十餘身材小瑣形瘦弱月經數忽後日發痓口噤手足攣縮角弓反張予知其去血過多風邪乘虛而入用四物湯加防風羌活荆芥少加附子行經二貼病減半六貼病全安

五十

論

內經曰陽氣衰於下則為寒厥陰氣衰於下則為熱厥又曰寒厥者此人質壯以秋冬奪於所用下氣上爭不能復精氣

溢下邪氣因從之而上也氣因於中由陽衰不能滲營其經絡陽氣日損陰氣獨在故手足為之寒也熱厥者此人必醉飽以入房精氣中虛酒入於胃則絡脈滿而經脈虛脾主為胃行其津液者也陰氣虛則陽氣入陽氣入則胃不和胃不和則精氣竭精氣竭則不能滲營其四肢也氣聚於脾中不得散酒氣與穀氣相薄熱盛於中故熱遍於身內熱而溺赤也胃氣日衰陽氣獨盛故手足為之熱也又陰氣盛於上則下虛下虛則腹脹滿腹脹滿則下氣重上而邪氣厥厥則陽氣乱陽氣乱則令人暴仆不知人或至半日遠至一日乃知人也名曰尸厥考之張仲景傷寒論陰陽二厥之証皆指手足逆冷而言也河間原病式曰陰厥者原病脈候皆為陰証身涼不渴脈遲而微陽厥者原病脈候皆為陽証煩渴譫妄身熱而脈數若陽厥極深或失下而至於身冷反見陰証脈微欲絕而

死者此為極熱而然俗醫妄謂変成陰証急用熱藥助其陽氣以致十無一生也愚按内經所謂寒熱二厥者皆當病虚損証也並宜補益之法但熱厥補陰寒厥當補陽耳正經所謂壯水之主以鎮陽光益火之原以消陰翳也若夫傷寒論所謂陰陽二厥者冰炭殊途治法亦異診察之間死生反掌醫者其可不盡心乎

脉法

脉經曰寸口沉大而滑沉則為實滑則為氣實氣相搏血氣入於藏則死入於府則愈此為卒厥不知人唇清身冷為入藏即死如身温和汗自出為入府而後自愈

活人書云陽厥脉滑而沉實陰厥脉細而沉伏

方法丹溪方法凡一條

丹溪曰厥因氣虚血虚者多氣虚脉細血虚脉大如葱管熱

厥脉数外感脉浮而實有痰者脉弦熱用承氣湯痰用白术竹瀝外感宜解散藥中加姜汁服

○活人書曰初得病身熱頭痛大便秘小便赤或畏熱或飲水或揚手擲足煩燥不得安臥譫語昏憒而厥此陽厥也大柴胡湯大小承氣湯治之渴者白虎湯妙○手足厥冷脉作熱結此邪氣結在胷心下煩滿飢不能食瓜蒂散吐之○寒熱而厥面色不澤冒昧兩手忽無脉或一手無脉必是有正汗也多用綿衣包手足急服五味湯或熱與桂枝麻黄各半湯須臾大汗而解○傷寒厥逆心下怔忡者宜先治水茯苓甘草湯主之○如得病後四肢逆冷脉沉而細足攣臥而惡寒引衣蓋覆不欲水或下利清穀而厥逆者陰厥也四逆湯白通湯厥逆脉不至者通脉四逆湯足指頭微寒者謂之清理中湯無熱証而厥當歸四逆加

茱萸生薑湯喘促脉伏而厥五味子湯吐利手足厥冷煩燥欲死呉茱萸湯

活人○五味子湯治陰厥脉伏手足逆冷

五味子一兩　人參　麥門冬　杏仁

陳皮　杷已上各分

右細切用水三盞生姜十片棗二枚煎至一盞半去粗分作二服

○桂枝麻黄各半湯方見傷寒門

○茯苓甘草湯治陽厥怔忡手足厥逆心下有水氣

茯苓　桂枝各二兩　甘草一兩　生姜三分

右細切作一服水一盞半煎至一盞去粗温服

活人○通脉四逆湯治証陰厥下利清穀四肢逆冷脉微

甘草六兩半　附子大者一枚生用　乾姜一分

如面赤者加葱九莖嘔者加生姜咽痛加桔梗利止脉不

出加人參用水二大盞煎至一盞半去租分作二服

（活人）○當歸四逆加茱萸生姜湯治無熱證而厥

當歸　芍藥　桂枝　細辛各一兩

甘草　通草各六錢半　茱萸二兩　生姜六錢

右細切水三升煮至一升半分二服

（活人）○吳茱萸湯治陰厥吐利手足逆冷煩躁欲死

吳茱萸　生姜各五錢　人參二錢半

右細切作一服水二盞煎至一盞半大棗一枚服

（局方）○蘇合香丸治卒厥不知人未詳風痰氣厥先與此藥極妙

每用一丸以湯調化灌之即醒醒後察脉後用他藥

○丹溪活套云熱厥四肢煩熱甚混熱揚手脚土之中治用東

垣升陽散火湯火鬱湯之類寒厥手足逆冷者多是氣血

不足補氣血藥加附子飲酒人或體肥盛人手足熱常溫痰鬱火盛也二陳湯加芩連梔子之類若忽然手足逆冷卒厥不知人者多屬痰火亦有陰先虧而陽暴熱者宜參用參膏兼竹瀝薑汁與之人瘦弱者雖無痰而火亦盛也服竹瀝亦能養血而降火

癲狂癇證 五十一

論

內經曰巨陽之厥則腫首頭重足不能行發為眴仆（眴搖其目而眩仆踣也）蓋陽氣逆亂故令人卒然暴仆而不知人氣復則甦此則癇之類也又曰陽明之厥則顛疾欲走呼腹滿不得臥面赤而熱妄見妄言又曰甚則棄衣而走登高而歌踰垣上屋罵詈不避親疎是蓋得之於陽氣太盛胃與大腸實熱燥火鬱結于中而為之耳此則顛狂之候也曰顛曰狂分而言之

亦有異乎難經謂重陰者癲重陽者狂素問註云多喜爲癲多怒爲狂然則喜屬於心而怒屬於肝乃二藏相火有餘之証難經陰陽之說恐非理也大抵狂爲痰火實盛癲爲心血不足多爲求望高遠不得志者有之癇病獨主乎痰因火動之所作也治法癇宜乎吐狂宜乎下癲則宜乎安神養血兼降痰火雖然此三証者若神脫而目瞪如愚痴者縱有千金我酬吾未如之何也已矣

脉法

脉大堅疾者癲狂　脉虛弦爲驚爲風癇

脉沉數爲痰熱　脉大滑者自已

虛而弦急者死　沉小急疾者死

寸口沉大而滑沉則爲實滑則爲氣實氣相搏入藏則死入府則愈 ● 丹溪曰癲狂脉虛易治實者難治

方法 丹溪方法凡五條

丹溪曰：癇証大率屬痰與熱，不必分五等，大法行痰為上藥，用黃連、南星、瓜蔞、半夏，尋火尋痰，分多少治，無不愈者。有熱者用涼藥以清心，有痰者必用吐，吐後用東垣安神丸及平肝之藥青代、柴胡、川芎之類。

○癲狂，原病式所論甚精，蓋以世以重陰為癲、重陽為狂誤也，大槩皆是熱耳。盧氏曰：重陰重陽之分，難經之言也。河間所謂素問証云多喜為顛，多怒為狂，吾志所發皆謂熱也。心熱甚則多喜，火旺制金，不得平木則肝實而多怒也。又發熱于中則多干陽明經，謂陽明之發則顛狂。又謂服膏粱芳草石藥則熱氣慓悍發為顛狂。以原病式本素問之論，以明顛狂俱是熱病，而重陰之說非也。

○大率多因痰結於心胸間，宜開痰鎮心神。亦有中邪者，以治邪法治之。

○神不守舍，狂言妄作，經年不愈，如心經蓄熱，當清心除熱；如痰迷心竅，當去痰寧心，宜大吐大下愈。

所溪上○一方治癎証用大蝙蝠一箇以硃砂三錢填入腹内以新瓦盛火炙令熱酥為度候冷為細末每一箇分作四服
氣弱及年幼者作五服空心白湯調下

寶鑑○龍腦安神丸治男女五般顛癎無問遠近發作無時
茯神三兩　人參　地骨皮　甘草
麥門冬　桑白皮各二兩　馬牙硝二錢　龍腦
麝香各三分　牛黃五錢　硃砂二錢半　烏犀角一兩
金箔三十五
右為細末煉蜜為丸如弾子大金箔為衣如風癎病冬月溫水化下夏月凉水化下不拘時二三歲者日進一服大人每服二丸小兒一丸分作二丸服虛勞發熱咳嗽新汲水化下

寶鑑○神應丹治諸癎

辰砂不拘多少研細

右以豬心血和得所以蒸餅裹劑蒸熟取出就丸如梧桐子大每服一丸食後臨卧煎人參湯下

○錢氏五色丸治諸癇

硃砂半兩研　水銀二錢　雄黃一兩熬　珎珠末一兩另研

鉛三兩同水銀熬

右和勻再研極細麪糊為丸如麻子大每服三四丸別煎金銀薄荷湯送下

○元戎二白丸治痰涎為病患以致癲癇任妄驚悸等證

白礬一兩　輕粉一字或半錢量虛實加減

右用生蒸餅劑裹蒸熟去皮可丸入輕粉丸如梧桐子大每服二三十丸生薑湯下小兒如黍米大

拔萃妙香丸治時毒傷寒解五毒潮熱積熱及小兒驚癇等

証。

辰砂(別研)　龍腦　膩粉　射香(研各五分)

牛黃(五分)　金箔(九十片研)　巴豆(二百二十五粒 去皮去油)

右合研勻，煉蜜為丸，每兩分作三十丸，米飲下。

○子和硃砂滾涎丸　治五癇等証。

硃砂　白礬(生用)　赤石脂　硝石(各等分)

右為細末，研蒜膏為丸，如菉豆大，每服三十丸，食後荊芥湯下。

○局方碧霞丹　治痰涎壅塞，牙關緊急，目睛上視，癲癇，狂妄等証。

石綠(九度飛研十兩)　附子尖　烏頭尖　蝎稍(各二十个)

右為末，入石綠令勻，麵糊為丸，如雞頭實大，每服一丸，薄荷湯化下，更以溫酒半合飲之，須臾吐出痰涎，然後隨証

以他藥治之如口噤者擀開灌之

○控涎丹治痰迷心竅狂言譫語如有所見　方見痰飲門

○牛黃瀉心湯治心經邪熱狂言妄語心神不安

腦子　另研　牛黃　另研　硃砂　另研各一錢半　大黃　生一兩

右各研為細末和勻再研每服三錢涼生薑蜜水調下

局方○牛黃清心丸治心氣不足神志不定驚恐顛狂語言譫妄虛煩少睡甚至棄衣而走登高而歌踰垣上屋等證

羚羊角末　一兩　人參　去芦二兩半　白茯苓　一兩二錢　川芎　一兩二錢

防風　去芦一兩半　阿膠　炒七錢半　乾薑　炮七錢半　白朮　一兩半

牛黃　研一兩二錢　麝香　研一兩　犀角末　二兩　雄黃　研飛八錢

龍腦　研一兩　金箔　一千四百片內除四百片為衣　白芍藥　一兩半　柴胡　去芦一兩二錢

甘草　剉炒五兩　乾山藥　七兩　麥門冬　去心一兩半　桔梗　去芦一兩二錢

杏仁　去皮尖及雙仁者麩炒黃另研一兩二錢半　黃芩　一兩半　神麴　炒二兩半

大棗一百个蒸熟去皮核研　白斂七錢半　蒲黄炒二兩半
大豆黄卷一兩七錢半炒　當歸去頭一兩半
肉桂去皮一兩七錢半
右除棗杏仁金箔外，牛黄、龍腦、射香、雄黄四味研為細末，入餘藥和匀，煉蜜入棗膏為丸，每兩作十丸，金箔為衣，每服一丸，食後温水化下。

○丹溪活套云：五志之火，因七情而起，鬱而成痰，故為癲癇狂妄之証，宜以人事制之，非藥石所能療也，須診察其由以平之。怒傷於肝者為狂為癇，以憂勝之，以恐解之；喜傷于心者為癲為癇，以恐勝之，以怒解之；憂傷于肺者為癇為癲，以喜勝之，以怒解之；思傷于脾者為癇為癲為狂，以怒勝之，以喜解之；恐傷于腎者為癲為癇，以思勝之，以憂解之；驚傷于膽者為癲，以憂勝之，以恐解之；悲傷于心胞者，

為顛以恐勝之以怒解之此法惟賢者能之耳

○祖傳經驗秘方治癲癇神効

九節菖蒲一味去毛焙乾不拘多少不聞雞犬聲

右以木臼杵為細末不犯鐵器用黑豮猪心以竹刀批開沙罐煮湯送下每日空心服二三錢沙罐異本作鑵又礶

邪祟五十二

論

內經曰邪氣盛則實正氣奪則虛夫經之所謂邪者風寒暑濕燥火有餘之淫邪耳非若世俗所謂鬼神之妖怪也病有心虛驚惕如醉如痴如為邪鬼所附或陽明內實以致登高而歌棄衣而走皆痰火之所為實非妖邪祟之所迷也古雖有禁呪一科及龍樹呪法之治皆移精變氣之術但可解疑釋惑以使心神之歸正耳何邪祟之可祛哉丹溪曰血氣者

心之神也神既衰之邪因而入理或有之（按此恐指山谷閒狐魅而言）
若夫血氣兩虛痰塞心竅妨碍升降不得運行以致十二官
各失其職視聽言動皆為虛妄以邪治之其人必死寧不審
乎

脉法

脉乍疎乍數乍大乍小或促或結皆邪脉也

脉緊而急者遁尸

方法

丹溪曰俗云衝惡者謂衝斥邪惡鬼祟而病也如病此者未
有不因氣血先虧而致者焉

○素問遺篇曰人憂愁思慮則傷心又驚而奪精汗出於心或遇
少陰司天天所不及因而三虛神明失守蓋心為君主之
官神明出焉神既失守神光不聚却遇火不及歲有黑尸

鬼見之令人暴亡治法刺手少陽之所過陽池穴也復刺心腧即生○人飲食勞倦則傷脾又飲食飽甚汗出於胃醉飽入房汗出於脾或遇太陰司天天數不及因而三虛脾神不守蓋脾胃諫議之官志意出焉神既失守神光不聚却遇土不及歲有青尸鬼見之令人暴亡可刺足陽明之所過衝陽穴也復刺脾腧即生○人久坐濕地強力入水則傷腎又遇持重遠行汗出於腎或遇太陽司天天數不及因而三虛腎神不守蓋腎為作強之官技巧出焉神既失守神光不聚却遇水不及歲有黃屍鬼見之令人暴亡可刺足太陽之所過京骨穴也復刺腎腧即生○人恚怒氣逆則傷肝又遇疾走恐懼汗出於肝或遇厥陰司天天數不及因而三虛肝神不守蓋肝為將軍之官謀慮出焉神既失守神光不聚却遇木不及歲有白屍鬼見之令

人暴亡可刺足少陽之所過丘墟穴也復刺肝腧即生○人形寒飲冷則傷肺復登高疾走當出於肺或遇陽明司天天數不及因而三虛肺神不守蓋肺爲相傳之官治節出焉神既失守神光不聚卻遇金不及歲有赤尸鬼見之令人暴亡可刺手陽明之所過合谷穴也復刺肺腧即生

愚按人見五色非常之鬼皆自己精神不守神光不完故耳實非外邪所傷乃元氣極虛之候也因患者魂目所視故實信真爲邪鬼所述但當推其同行同坐者不見有脫足可以決此疑耳

△五邪刺法

○肝虛見白尸鬼而後暴厥不知人名曰卒尸名五邪病目中神彩不變四肢雖冷心腹尚溫口中無涎舌不卷卵不縮者可刺之後甦

丘墟二穴在足外踝下如前陷中去臨泣穴五寸足少陽之原也以毫鍼刺入三分得氣則補留三呼徐徐出鍼按

曰中閉氣腹中鳴者可治更刺肝腧

○肝腧二穴在背第九推下兩傍各一寸半以毫鍼刺三分得氣則補留三呼次進二分留三呼復退至三分留一呼徐出鍼氣及即甦

○心虛見黑屍鬼而後暴厥不知人四肢雖冷目中精彩不變氣雖閉絶舌不卷卵不縮未出一時可治刺之復甦陽池之二穴在手表腕陷中手少陽之原也用毫鍼刺入二分得氣則補留七呼次進一分留三呼復退留一呼徐徐出鍼手捫其穴更刺心腧

○心腧二穴在背第五推下兩傍各一寸半用毫鍼刺入七分得氣則補留一呼次進一分留一呼退至三分留三呼徐徐出鍼以手捫其穴即甦

○脾虛見青屍鬼而後暴厥不知人四肢冷而身温昏沉不出

下時可治

○衝陽二穴在足趺上骨間動脉去陷谷三寸足陽明之原以毫鍼刺入三分得氣則補留三呼次進二分留 呼徐徐退鍼以手捫之復刺脾腧

○脾腧二穴在背第十推下兩傍各一寸半以毫鍼刺入三分得氣則補留二呼進二分動氣至徐徐出鍼即甦

○肺虛見赤兎鬼而後暴厥不知人雖無氣手足冷心腹温鼻微温目中神彩不變口中無涎舌不卷卵不縮者未出一時可治

○合谷二穴在手大指次指兩岐骨間手陽明之原也用毫針刺入三分得氣則補留三呼復進一分留一呼徐徐出鍼以手捫其穴復刺肺腧

○肺腧二穴在背第三推下各一寸半用毫鍼刺入一寸半

得氣則補留三呼次進二分留一呼徐徐出鍼以手捫穴即甦

○腎虛見黃尻鬼而後暴厥不知人氣絶四肢厥冷心腹微溫目中精彩不變唇舌不黑口中無涎可救京骨二穴在足外側大骨下赤白肉際陷中足太陽之原用毫針刺入一分半得氣則補留三呼進至三分留一呼徐徐出針以手捫穴後刺足少陽之腧足少陰之腧在背第十四椎下兩傍各一寸半用毫針刺入三分得氣則補留三呼次又進五分留三呼徐徐出針以手捫其穴即甦凡以上刺法必先以口含針煖而刺之則經脉之氣無拒逆也

○丹溪治一婦人如癇或作或輟恍惚不省人事一日畧穌醒診視間忽聞床上有香氣繼又無所知識丹溪曰氣因血上

虛亦從而虛邪因虛入理或有之遂以秦承祖灸鬼法灸

治病者哀告曰我自去我自去即愈

○秦承祖灸鬼法治一切驚狂譫妄踰垣上屋罵詈不避親疎

等証

以病者兩手大拇指用細麻繩扎縛定以大艾炷置於其

中兩介甲及兩指角肉四處着火一處不着即無效灸七

壯神驗

○還魂丹治中惡已死

麻黃三兩　桂枝二錢　杏仁十二粒

右作一服水煎灌下即醒

○桃奴丸治心氣虛怯有熱鬼疰魘魅驚癇等証

桃奴即桃上不落乾桃七枚另研　辰砂半兩另研　桃仁十四个去

玳瑁鎊一兩　琥珀另研　烏犀角五錢石水上磨

牛黃一錢另研　龍腦二錢另研　射香一錢另研　雄黃三錢飛

安息香一兩酒研飛以无灰

右以安息香同桃仁琥珀共熬成膏和諸藥末為丸如雞頭實大陰乾每服一丸人參湯化下

○蘇合香丸治諸般怪疾　方見氣門

○一方治魘死不還用半夏末不拘多少吹入鼻中即醒

○祖傳經驗辟邪丹治衝惡怪疾及山谷間九尾狐精為患

人參　茯神　遠志　鬼箭羽

九節菖蒲　白术　蒼术　當歸各一兩

桃奴五錢焙乾　雄黃另研　辰砂另研各三錢　牛黃一錢另研

金箔二十片　或加射香一錢

右件以桃仁奴已上諸藥為細末入雄黃辰砂牛黃三味末子和勻以酒調米粉打糊為丸如龍眼大金箔為衣臨

卧以木香湯化下一丸諸邪不敢近躰更以絳紗嚢盛五
七丸懸床帳中尤妙
○一婦人年二十七美貌得一證如醉如癡頰赤面青略有潮
熱飲食不美其脉乍疎乍數而虛每夜見白衣少年與聽
下醫與八物湯服數十貼不效召予治之見其家有白犬
卧於户閾予曰必此犬作怪命殺之取其心血及膽汁丸
安神定志之藥以八物湯吞下服藥十數貼丸藥一料以
安其神藥用遠志石菖蒲川歸黃連茯神硃砂側栢葉草
龍胆等藥也

論

內經曰心者君主之官神明出焉夫怔忡驚悸之候或因怒氣傷肝或因驚氣入膽毋能令子虛因而心血為之不足又或遇事繫冗思想無窮則此君亦為之不寧故神明不安而怔忡驚悸之證作矣夫所謂怔忡者心中惕惕然動搖而不得安靜無時而作者是也驚悸者驀然而跳躍驚動而有欲厥之狀有時而作者是也若夫二證之因亦有清痰積飲留結於心胞胃口而為之者又不可固執以為心虛而治醫者自宜以脉證參究其的而藥之毋認非以為是也慎之慎之

脉法

寸口脉動而弱動為驚弱為悸

趺陽脉微而浮 浮為胃氣虛微則不能食此恐懼之脉憂迫所致也

寸口脉緊趺陽脉浮胃氣則虚是以悸

肝脉動暴有所驚核駭

方法丹溪方法

丹溪曰屬血虚有慮便動屬虚時作時止者痰因火動痩人多是血少肥人只是痰多時覺心跳者亦是血虚怔忡無時驚悸有時而作

○大法四物湯安神丸之類有痰者用痰藥

○驚悸者屬血虚用硃砂安神丸最好或用痰迷心竅者宜用治痰藥

○一方治勞後大虚心跳

硃砂少　白芍藥　當歸身　側栢葉各三兩

川芎　甘草　陳皮各一錢　炒黄連一兩半

右為細末猪心血為丸如黍米大毎服五六十丸津嚥

下或少用白湯一口送下食後臨卧服

○驚悸養心湯治肥人因痰火而心惕然跳動驚起

黄芪　茯神　半夏麯　川芎各半両

遠志　桂心　栢子仁　酸棗仁炒

五味子　人參各二分半　甘草四分

右細切作一服生姜三片大棗一枚水一盞半煎至七分服

如停水加茯神檳榔各三味同煎

○安神丸

黄連酒洗一錢半　硃砂水一錢　生地黄酒洗　當歸身酒洗

甘草炙各半錢

右為細末湯浸蒸餅為丸如黍米大每服十五丸食後津

唾嚥下硃砂安神丸無地黄當歸用生甘草

○温膽湯治心膽怯怔忡易驚

半夏　竹茹　枳殼實各二錢　生姜四錢

陳皮三錢　甘草一錢

右細切作一服水二盞煎至一盞去柤食後溫服

○定志丸治心氣不足恍惚多忘及怔忡驚悸等証

人參　白茯苓各三兩　遠志去心　石菖蒲各二兩

右為細末煉蜜為丸如梧桐子大硃砂為衣每服五十丸

食後白湯下

河間　○朱雀丸治怔忡驚悸等証

茯神二兩　沉香半兩　硃砂半兩研為衣

右為細末蒸餅丸如梧桐子大每服五十丸人參湯下

東垣　○八物定志丸平補心氣安神鎮驚除膈間痰熱等証

遠志去皮心　石菖蒲　麥門冬　茯神

白茯苓各一　白朮半兩　人參一兩半　牛黃二錢另研

煉蜜丸如梧桐子大硃砂爲衣每服二十丸白湯送下

歸脾湯

○歸脾湯治思慮過度勞傷心脾健忘怔忡

白朮　茯神　黃芪　龍眼肉

酸棗仁炒各一錢　人參　木香各半錢　甘草炙二分半

右細切作一服水二盞加生薑三片大棗一枚煎至一盞去滓

溫服

○祖傳經驗秘方治憂愁思慮傷心令人惕然心跳動驚悸不安之證

川歸酒洗　生地黃酒洗　遠志去心　茯神各五錢

石菖蒲九節　黃連各二錢半　牛黃一錢另研　辰砂二錢另研

金箔十五片

右以前六味研細入牛黃辰砂二味末子猪心血丸如黍米大金箔爲衣每服五十丸煎燈心湯送下

論

內經曰二陽結謂之消又曰癉成為消中東垣曰二陽者陽明也手陽明大腸主津液若消則目黃口乾乃津液不足也足陽明胃主血若熱則消穀善饑血中伏火乃血不足也結者津液不足結而不潤皆燥熱為病也此因數食甘美而多肥故其氣上溢轉為消渴治當以蘭除陳氣也不可服膏粱芳草石藥其氣慓悍能助燥熱也岐伯曰脉實病久可治脉弦小病久不可治當分三消而治之高消者舌上赤裂大渴引飲經曰心移熱於肺傳為膈消者是也以白虎加人參湯治之中消者善食而瘦自汗大便硬小便數叔和云口乾飲水多饑虛癉成為消中者是也以調胃承氣湯三黃丸治之下消者煩渴引飲耳輪焦乾小便如膏叔和云焦煩水易虧

此腎消也以六味地黃丸治之總録所謂未傳能食者必發腦疽背瘡不能食者必傳中滿鼓脹皆為不治之証張潔古分而治之能食而渴者白虎加人參湯不能食而渴者錢氏白朮散倍加葛根治之上中既平不復傳下消矣先哲用藥厥有旨哉然臟腑有遠近亦宜斟酌知心肺位近宜制小其服腎肝位遠宜制大其服皆適其至所為故如過與不及皆誅罰無過之地也治斯疾者宜審焉

脉法

脉經曰厥陰之為病消渴氣上衝心心中疼熱饑而不欲食食則吐下之不肯止寸口脉浮而遲浮則為虛遲則為虛勞則衛氣不足遲則榮氣竭

趺陽脉浮而數浮則為氣數則消穀而緊要畧作消旻矢堅氣盛則溲數溲數則緊堅緊數相搏則為消渴男子消

渴，小便反多，以致一斗，小便一斗，腎氣丸主之。

心脉滑為渴。滑者陽氣勝。心脉微小為消癉。消癉，脉實大，病久可治。懸小堅急，病久不可治。

脉數大者生，沉小者生，實而堅大者死，細而浮短者死。

方法 丹溪方法九五條

丹溪曰：養肺降火生血為主，分上中下治。

上消者，肺也，多飲水而少食，大小便如常。

中消者，胃也，多飲食而小便赤黄。

下消者，腎也，小便濁淋如膏之狀。

○大法：黄連、天花粉二味為末，藕汁、人乳汁、生地黄汁，佐以蜜姜汁為膏，和二末，留舌上，徐徐以白湯少許送下。能食者，加石膏。

○猪肚丸

黃連五兩　麥門冬　知母　括蔞根各四兩

右為細末入雄豬肚內縫之蒸熟乘熱於石臼中搗爛如乾加煉蜜丸如梧桐子大每服一百丸食後米飲下可以清心止渴

○天花粉治消渴之聖藥也　凡消渴藥中大禁半夏及不可發汗

○二消者瓊玉膏最妙　方見咳嗽門

○和血益氣湯治口乾舌乾小便數舌上赤脈此藥生津液除乾燥生肌肉

柴胡　炙甘草　生甘草　麻黃根各三分

當歸稍酒洗四分　知母酒洗半錢　黃連酒洗八分　黃柏酒洗一錢

石膏六分　生地黃酒洗八分　漢防已酒洗半錢　羌活半錢

升麻一錢　杏仁去皮另研六分　紅花少許　桃仁去皮另研六分

右細切作一服水二盞煎至一盞溫服忌酒醋熱濕麪

○當歸潤燥湯治小便多大便秘濇乾燥結硬喜溫飲陰頭退縮舌燥口乾眼澁難開及於黑處見浮雲

細辛一分　生甘草　炙甘草　熟地黃各三分

柴胡七分去芦　黃栢酒洗　知母酒洗　石膏

桃仁泥　當歸身　麻仁　防風

荊芥穗各一　升麻一分半　紅花少許　杏仁七个另研為泥

小椒三粒

右細切作一服水二盞煎至一盞熱服食遠忌辛熱物

東垣○生津甘露湯 一名清涼飲子 治消中能食而瘦口舌乾自汗大便結燥小便頻數

升麻四分　防風去芦　生甘草　漢防己

生地黃各三分　當歸身六分　柴胡　羗活

炙甘草　黃芪　酒知母　酒黃芩各三分

酒草龍膽　石膏　黃栢　猪苓一分　紅花少許

桃仁五个研泥　杏仁十个研

右細切作二服，水二盞，煎至一盞，加酒一匙，稍熱服。

東垣〇辛潤緩肌湯一名清神補氣湯　治前消渴證纔愈，止有口乾腹不能努，此藥主之。

生地黃　細辛各一分　熟地黃　石膏四分

黃栢酒洗　黃連　生甘草　知母各半分

柴胡去芦　當歸身　荆芥穗　升麻各一分半

桃仁泥　防風各一分　杏仁六个研　紅花少許

小椒一粒

右細切作一服，水二盞，煎至一盞，稍熱服，食遠。

〇生津甘露飲子　治消渴，上下齒皆麻，舌根強硬，腫痛，食不能

下時有腹脹或泄黄如糜名曰瘕泄渾身色黄目睛黄甚
四肢痿羸前陰如氷冷腹背寒面生黧色脇下急痛甚
噫喜怒不常健忘
藿香二分　柴胡　黄連　木香各三分
白葵花　麥門冬　當歸身　蘭香各五分
灌蘆茹　生甘草　山梔子　白豆仁
白芷　連翹　姜黄各一錢　石膏一錢二分
杏仁去皮　酒黄栢各一錢半　炙甘草　酒知母
升麻　人參各二錢　桔梗三錢　全蝎去毒五个
右為細末湯浸蒸餅和勻成劑捏作片子日中曬半乾擦
碎如黍米大每服一錢津唾下或白湯送下食遠服

東垣　黄芪飲治三消
黄芪六兩　炙甘草一兩　每服二錢水煎服

○六味地黃丸 方見虛損門

東垣○人參白朮湯 治胃膈癉熱，煩滿飢不欲食，癉成為消中，善食而瘦，燥熱鬱甚，而成消渴，多飲水，而小便數，兼療一切陰虛陽實，風熱燥鬱，頭目昏眩，中風偏枯，酒過積毒，腸胃燥澀，怫傷寒雜病，產後煩渴，氣液不得宣通。

人參　白朮　當歸　芍藥

大黃　梔子　荊芥穗　薄荷

桔梗　知母　澤瀉各五分　茯苓

連翹　栝蔞根　乾葛各一兩　甘草三兩

藿香葉　青木香　官桂各二分　石膏四兩

寒水石二兩　白滑半斤

右為細末，每服抄五錢，水一盞，入盆砂半兩，生薑三片，煎至半盞，絞汁入蜜少許，溫服，漸加至十餘錢，得臟府流利

取効爲常服以意加減如腸胃鬱結溫熱內甚自利者去大黄芒硝服之

東垣 ○絳雪散治消渴飲水無度小便數者大有神効

黄芩　黄丹　漢防已　括蔞根　各等分

右爲細末每服二錢溫漿水調下臨卧時并進三服即止

東垣 ○人參散治腎消善飲而食少便頻數白濁如膏

人參一分　白术　澤瀉　栝蔞根

桔梗　梔子　連翹　二分　葛根

黄芩　大黄　薄荷　白茯苓　各五分

甘草七分　石膏一兩　滑石　寒水石　各一兩

縮砂

右細切作一服爲末水一盞半煎至一盞入蜜少許再煎三兩沸食前上消食後服之

河間○大黄甘草飲子治男子婦人一切消渴不能止者

大豆五升先煑二三沸出淘去苦水再煑　大黄一兩半　甘草四兩長四指段搥碎

右用井水一桶將前藥同煑三五時如稠強更添水煑豆軟熟為度盛於盆中放冷令病人食豆渴飲湯汁無時候食盡如燥渴止罷藥未止依前再煑食之不過三劑其病悉愈

河間○麥門冬飲子治心移熱於肺名曰膈消心膈有熱久則引飲為消渴

麥門冬去心　栝蔞根　知母　甘草

五味子　生地黄　人參　葛根

茯神各半

右細切作一服加竹葉七片用水一盞半煎至七分溫服

丹溪活套云三消者多屬血虛不生津液俱宜四物湯為主

治上消者本方加人參五味子麥門冬天花粉煎入生藕汁生地黃汁人乳飲酒人加生葛汁○中消者本方加知母石膏滑石寒水石以降胃火○下消者本方加黃栢知母熟地黃五味子之類以滋腎水又間當飲繅絲湯為上策

○經驗原蚕蠒湯治腎消白濁及上中二消饑渴不生肌肉其效如神蓋此物屬火有陰之用大能瀉膀胱中相火引陰水上朝于口而不渴也

原蚕（剉用養晚蚕也其繅絲湯極効如無繅絲湯以蚕殼絲綿煎湯皆可代之）

醫學正傳卷之五終

醫學正傳

便濁

秘結　黃疸

癩風

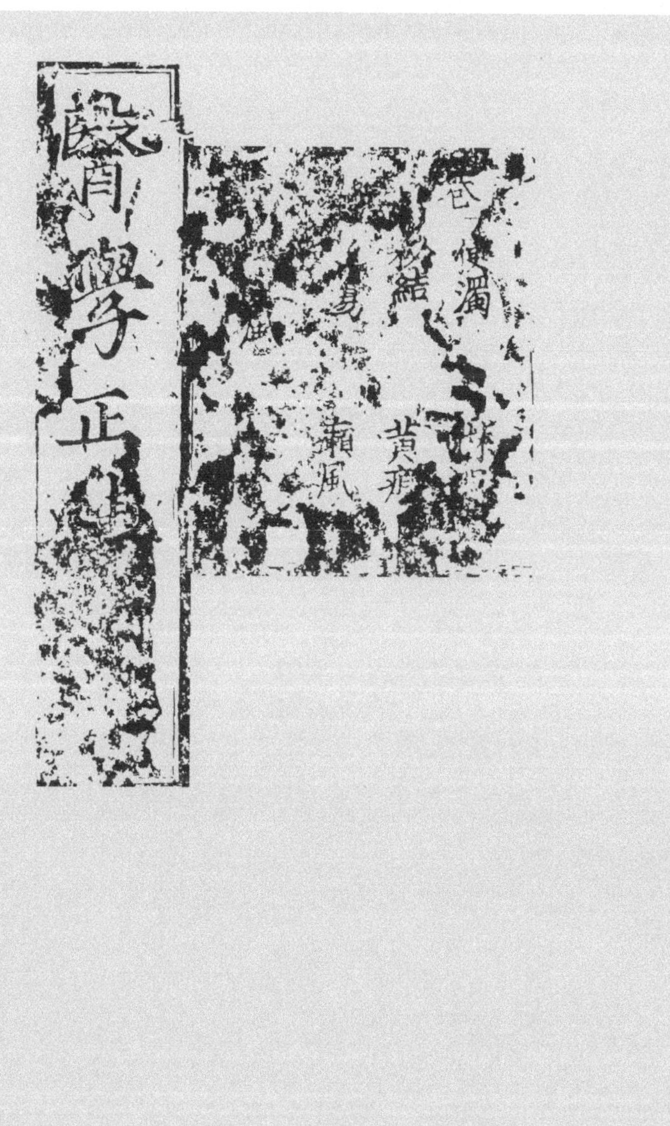

京板校正大字醫學正傳卷之六目録

新刊京板校正大字醫學正傳卷之六

花溪恒德老人虞　摶天民編集
姪孫虞守愚惟明校正
金陵三山街書肆松亭吳江繡梓

便濁遺精　五十六

論　內經曰諸轉反戾水液渾濁皆屬於熱夫便濁之證因脾胃之濕熱下流滲入膀胱故使便溲或白或赤而渾濁不清也原病式曰如夏月天氣熱甚則水液渾濁林木流津是也血虛而熱甚者則為赤濁此心與小腸主病屬火故也氣虛而熱微者則為白濁肺與大腸主病屬金故也丹溪曰大率多是濕痰流注宜燥中宮之濕又曰治宜燥濕降火兼升舉之法此皆至要之語也外有遺精滑泄之候與便濁相類不可一例而推夫遺精者多夢與鬼交而泄名曰夢遺或隨溲溺而

出謂之精滑亦有思想無窮所願不遂而得之者治宜安心神以除火又有因好色太過房勞致虛而得之者治法宜滋水藏以復眞陰是皆千古不易之定論也學者識之

脉法

兩尺脉洪数必便濁失精

女人尺脉濇而弱者或洪数而促者皆為便濁白帶

心脉短小因心虛所致必遺精便濁

方法 九十九條 丹溪方法

丹溪曰便濁屬濕熱有痰有虛赤屬血由小腸屬火故也白屬氣由大腸屬金故也

○大率皆是濕痰流注宜燥中宮之濕赤者乃是濕傷血

○胃中濁氣下流滲入膀胱

肥白人多痰

○治宜燥濕降火兼升提之大法二陳湯加二朮升柴赤茯苓加
白芍藥煎服
○一人便濁嘗有半年或時夢遺形瘦作心虛主治以珍珠粉
丸和定志丸服效見怔忡門
○夢遺主熱精滑主濕熱則流通故也
○內傷氣血虛不能固守當補以八物湯加減吞樗木根丸
○大法用青代海石黃柏
○精滑用知母黃柏降火牡蠣蛤粉燥濕白濁因痰治法
○一方用良姜三錢芍藥黃柏炒焦各二錢樗根白皮一兩伍
錢為末糊丸每服三十丸
○思想而得病在心治當安心神以帶補下法用溫膽湯去竹
茹加人參遠志蓮肉酸棗仁茯神煎服
○一方治便濁丸藥

樗白皮　黄栢炒　青黛　乾姜炒　滑石

蛤粉炒　神麯糊為丸服之 戴氏曰黄栢治濕熱青黛解鬱熱蛤粉鹹寒入腎滑石利竅炒干姜味苦斂肺氣下降使陰血生且能監制

〇二陳湯治濁加升提之藥使大便潤而小便長

〇珎珠粉丸治精滑白濁等證

黄栢　真蛤粉各一斤　珎珠三兩一方無此味而有青黛

右為末水和丸如梧桐子大每服一百丸空心溫酒下

或加樗根白皮滑石青黛等藥

〇半苓丸治白濁

神麯　半夏爆湿　猪苓分水　麯糊丸服

〇虛勞者用補陰藥胃弱者兼用人參及升麻柴胡升胃中之清氣

〇張子元氣血兩虛有痰濁陰火痛風 秘傳謂氣血兩虛便濁有痰有風之證作陰火間起小分便白濁或帶下赤白

人參一兩　白朮半兩　熟地黄　黄栢炒黑各二兩
山藥　海石　瑣陽各半兩　乾姜半兩燒存性
南星一兩煨製　龜板二兩酥炙
右為細末酒麪糊為丸如梧桐子大每服一百丸姜鹽
湯下

○燥濕痰治白濁方如肝脉弦者須以青黛瀉肝大槩不可純
凉藥愚按因痛因濕熱藥誤矣然亦不可輕用寒凉藥故用炒栢之類又以干姜之溫而佐之也

○妙香散治心虛遺精白濁
射香一錢另研　人參五分　木香二錢半煨　茯苓
茯神　黄芪　遠志去心炒各一兩　桔梗
甘草各二錢　辰砂二錢另研　山藥二兩姜汁炙
右為細末每服二錢溫酒調服不拘時

○秘真丸治相思想無窮所願不遂意淫于外入房太甚宗筋

弛縱發爲筋痿及爲白淫及白物隨溲而下或與陰人通泄耳

白龍骨另研一兩　訶子皮大者五枚　縮砂仁去殼半兩　硃砂一兩另研爲末

右爲細末麪糊爲丸如菉豆大每服一丸空心溫酒下冷水亦可不可多服大秘或用葱白茶湯下

楊氏家傳　○萆薢分清飲　治真元不足下焦虛寒小便白濁頻數無度漩面如油光彩不定漩脚澄下凝結如膏糊之狀

石菖蒲　烏藥　益智仁　川萆薢

白茯苓各一錢　甘草稍半錢

右細切作一服水一盞半入鹽一錢煎至一盞空心服

東垣　○治濁固本丸

蓮花鬚　黃連炒各二兩　白茯苓　砂仁

益智　半夏　黃柏炒各一兩　甘草炙三兩

猪苓五錢二兩　為末蒸餅為丸空心溫酒下五十丸

經驗　○九龍丹治精滑

枸杞子　金櫻子　山果子名查　蓮肉

佛座鬚蓮花心也　熟地黃　芡實　白茯苓

川歸各等分

右為末酒麪糊為丸如梧桐子大每服五十丸或酒或鹽湯送下如精滑便濁者服二三日溺清如水飲食倍常行步輕健婦人厭産者二三服便往孕

秘驗　○水陸二仙丹治遺精白濁夢泄脱精等證

金櫻子一斗　芡實二斤

右以芡實去殼杵為細末取金櫻子黃熟者用瓦盆盛於水中杵去刺又於石臼中杵碎去核滓用布細絞取自然汁煎熬成飴糖和芡實末為丸如梧桐子大每服五

七十丸空心姜鹽湯送下

丹溪○定志珎珠粉丸治心虛夢泄

人參　白茯苓各三兩　遠志去心　石菖蒲各二兩

海蛤粉　黃栢炒焦各三兩　樗根皮一兩　青黛二兩

右為細末麪糊為丸青黛為衣如梧桐子大每服五十丸空心姜鹽湯下

○丹溪活套云赤白濁乃胃中痰積下流滲入膀胱宜用二陳湯加升麻柴胡防風之類以提其氣肥白人屬濕熱加蒼朮白朮炒黃栢黃荆子之類或有挾寒者本方加炒乾姜肉桂甚者加附子○有心虛不能固守及平素虛寒之人本方加萆薢石菖蒲益智炒乾姜牡蠣龍骨之類○氣虛者本方加黃芪白朮人參或加附子之類○赤者多者血虛瘦弱之人得之宜四物湯加酒知母酒炒黃栢煎湯送下

珍珠粉丸○赤白濁小腹疼痛不可忍者宜作寒治東垣酒煑當歸丸最妙（方見婦人門）

○祖傳經驗秘真丹　治好色腎虛遺精夢泄白淫白濁等證

菟絲子　韭子　栢子仁（各一兩）　龍骨

牡蠣　山茱萸（去核取肉）　赤石脂（各半兩）

補骨脂（一兩）　遠志　巴戟　覆盆子

枸杞子　黃栢（鹽酒炒黑色）　山藥（各七錢半）　芡實

杜仲（姜汁炒絲斷各五兩）　金櫻子（半青黃者去皮核取肉焙乾貳兩）

乾姜（炒黑色一兩）　鹿角膠（一兩半炒成珠）

右為細末煉蜜為丸如梧桐子大每服一百丸空心鹽湯下

○蓮塘未顯二里病遺精潮熱不能起床三月矣召予治脉之左右寸關皆浮虛無力兩尺洪大而軟與補中益氣湯加熟

地黄知母黄栢地骨皮煎吞下珎珠粉丸外以小簑龍一箇以籠陰莖勿使搭肉服藥三十餘貼一月平安

附關格五十七

論

内經曰飲食入胃游溢精氣上輸於脾脾氣散精上歸於肺通調水道下輸膀胱夫膀胱者主足太陽寒水之化其體有下口而無上口者也長生在申是故西方肺金以為之母而資其化也肺金清肅則水道通調而滲泄於下耶然肺金又籍脾土健旺以資化源而清氣得以上升而歸於肺以運行也故經又曰清陽出上竅濁陰出下竅故清陽不升則濁陰不降而成淋閉之患矣先哲以滴水之器譬之上竅閉則下竅不出此理甚明故東垣使灸百會穴丹溪使吐以提其氣之横格是皆開上竅之法也原其為病之由皆膏粱之味濕熱

之物或燒酒炙肉之類釀濕成痰以致脾土受害乏力不能運化精微清濁相混故使肺金無助而水道不清漸成淋閟之候或謂用心太過房勞無節以致心腎不交水火無制清陽不升濁陰不降而成天地不交之否皆先哲之法言也古方有五淋之別氣砂血膏勞是也若夫氣淋爲病小便澀滯常有餘瀝不盡砂淋爲病陰莖中有砂石而痛澀不得卒出砂出痛止膏淋爲病溺濁如膏勞淋爲病遇房勞即發痛引氣街血淋爲病遇熱則發甚則溺血候其鼻準色黃者知其爲小便難也東垣分在氣在血而治之以渴與不渴而辨之耳如渴而小便不利者熱在上焦氣分肺金主之宜用淡滲之藥茯苓澤瀉琥珀燈心通草車前子瞿麥萹蓄之類以清肺金之氣瀉其火以滋水之上源也不渴而小便不利者熱在下焦血分腎與膀胱主之宜用氣味俱陰之藥知母黃柏

之類滋腎丸是也除其熱泄其閉塞以滋膀胱腎水之下元也治淋之法無越於此學者不可不知

脉法

脉經曰少陰脉數婦人則陰中生瘡男子則為氣淋脉細而數○脉盛大而實者生虛細而澁者死

方法 丹溪方法凡九條

○丹溪曰淋雖有五皆屬於熱宜解熱利小水山梔子之類不可發汗汗之必便血

○老人氣虛淋閉參朮中帶木通梔子之屬

○有腎虛極而淋者當補腎精而利小便不可獨用利水藥

○有死血作淋者用牛膝膏用之 一云牛膝膏能損胃不食宜斟酌

○一方治淋用益元散加梔子仁木通或用梔子一合炒為末白湯調下夏月以茴香煎湯調益元散服効

○痰熱膈滯中焦淋澀不通二陳湯煎大碗頓服探吐之以提其氣

○淋澀有血因火燥下焦無血氣不得降而滲泄之令不行也宜補陰降火以四物湯加知母黄柏或用四物湯煎下滋腎丸

○陰莖痛乃厥陰氣滯兼熱用甘草梢蓋欲緩其氣耳

○小便因熱欝成淋不通用赤茯苓黄芩澤瀉車前子麥門冬肉桂滑石木通甘草梢氣虛者加黄芪木香淋痛加黄柏生地黄夏月煎調益元散

○參苓琥珀湯治小便淋澀莖中痛相引脇下痛不可忍者

人參　茯苓各五分　川楝子去核　生甘草梢

玄胡索各七分　琥珀　柴胡　川歸尾

澤瀉各三分

右細切作一服水一盞半加燈心十數莖煎至一盞服

濟生　○琥珀散治五種淋澁疼痛小便有膿血出

琥珀　没藥　海金砂　蒲黄各一两

右為細末每服三錢空心煎萱草湯調下。

丹溪　○傷寒後脫陽小便不通用生姜自然汁調茴香末敷貼小腹上又服益智茴香丸調益元散送下

丹溪　○老人氣虛而小便不通四物湯加黄芪人參吞滋腎丸下焦血氣乾者死

○小便黄用黄柏如澁数加澤瀉若濕熱流注下焦而小便黄赤澁数用梔子澤瀉切當濕多者宜用滑石利之

○下焦無血小便澁数而黄者用四物湯加黄柏知母牛膝甘草梢

東垣　○通關丸 即滋腎丸 治不渴而小便閉熱在下焦血分

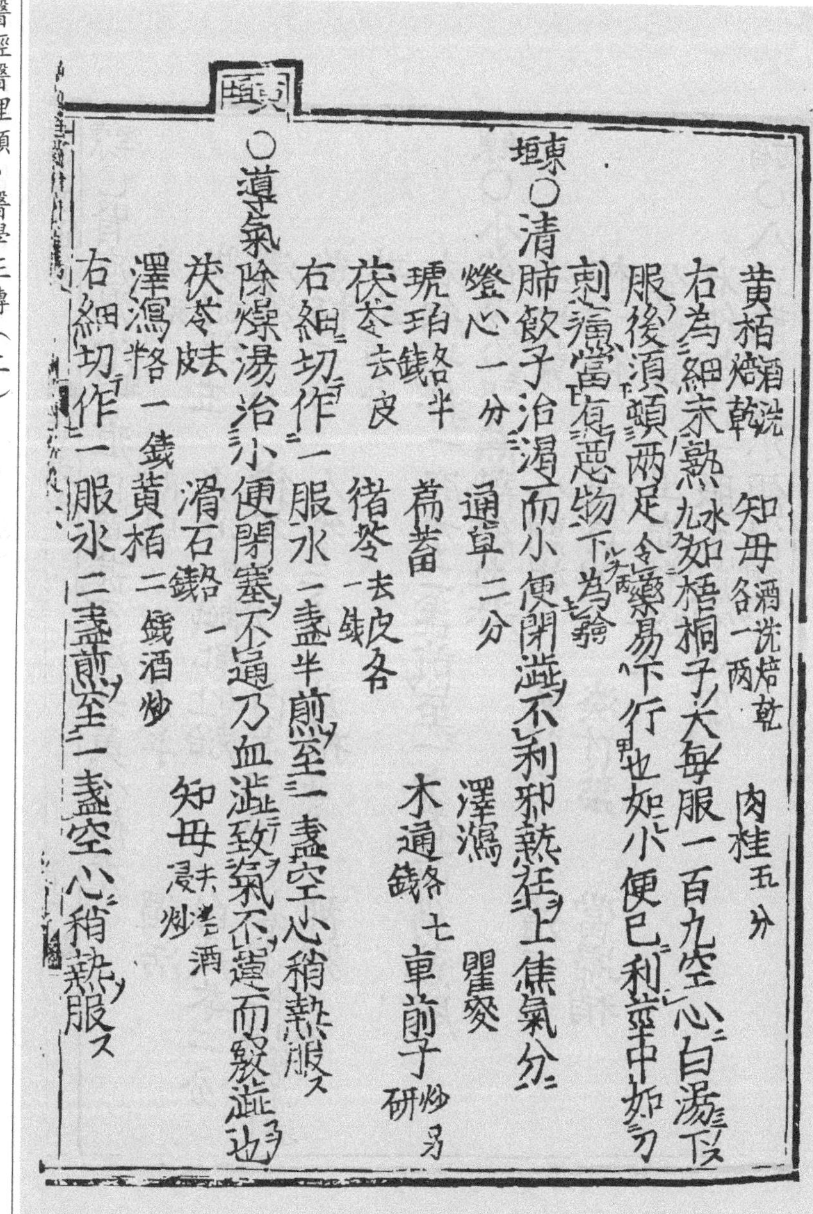

黄栢（酒洗焙乾）　知母（酒洗焙乾各一兩）　肉桂（五分）

右為細末熟水丸如梧桐子大每服一百丸空心白湯下服後須頓兩足令藥易下行也如小便已利莖中如刀刺痛當有惡物下為驗

東垣○清肺飲子治渴而小便閉澁不利邪熱在上焦氣分

燈心（一分）　通草（二分）　澤瀉　瞿麥

琥珀（各半錢）　萹蓄　木通（各七錢）　車前子（炒研）

茯苓（去皮）　猪苓（去皮各一錢）

右細切作一服水一盞半煎至一盞空心稍熱服

丹溪○導氣除燥湯治小便閉塞不通乃血澁致氣不通而竅澁也

茯苓（去皮）　滑石（各一錢）　知母（去毛酒浸炒）

澤瀉（各一錢）　黄栢（二錢酒炒）

右細切作一服水二盞煎至一盞空心稍熱服

東垣〇腎疸湯 治腎疸目黃甚至渾身黃小便赤澀

羌活　防風　藁本　獨活

柴胡各五分　升麻一錢已上治目黃渾身黃　白茯苓二分

澤瀉三分　猪苓四分　白朮五分　蒼朮一錢已上治小便赤澀

黃柏三分　人參三分　葛根五分　神麯六分

甘草五分

右細切作一服水二盞煎至一盞食前稍熱服

東垣〇小薊湯 治下焦熱結血淋

生地黃　小薊根　通草　滑石

梔子仁　蒲黃炒　淡竹葉　當歸稍

生藕節　甘草稍各五分

右細切作一服水煎空心服

局方〇八正散 治大小便俱閉

大黄　瞿麥　木通　滑石
萹蓄　車前子　梔子仁　甘草各等分
右細切每服五錢重入燈心七莖水煎服

○牛膝膏用川牛膝一合細切以新汲水五大盞煎耗其四
射香少許研空心服或單以酒煮亦可

東垣 ○茯苓湯治胃疸陽明積熱食已輒飢面色黄瘦胸滿脇脹
小便閉澁
赤茯苓　陳皮去白　澤瀉　桑白皮各三分
赤芍藥　白朮　人參　官桂各二分
石膏八分　病甚者加大黄朴硝各一錢
右細切作一服加生姜五片水一盞半煎至一盞温服

河間 ○倒換散治無問久新癃閉大小便不通小腹急痛肛門腫
痛　大黄小便不通減半　荊芥穗大便不通減半各等分

右各別研為細末每服二錢温水調下臨時加葱服

河間○葵子散治小便不通

黄蜀葵子研細 赤茯苓各二錢

右作一服水一盞煎二三沸食前服

河間○濟生葵子散治膀胱實熱小便不通方見二淋氣門

河間○琥珀散治五淋

滑石二錢 木通 當歸 木香

蔚金 萹蓄各一錢 琥珀

右作一服為末用蘆葦葉同煎水一盞半煎數沸食前温服

河間○鐵脚丸治大小便不通神効

大皂角燒存性

右一味不拘多少煉蜜為丸如梧桐子大每服七十丸白

淋下

○廣濟鷄蘇飲子治小便不通

鷄蘇二兩　生地黃　通草各四兩　滑石

杏仁去皮尖　冬葵子五兩　石葦一兩去毛

右㕮咀細切以水六升煎至二升半去粗分三服空心進一服如人行四五里又進一服必通

○又方治小便不通

冬葵子　滑石各三兩　通草　赤茯苓各一兩

茅根二兩　芒硝一兩半

右細切以水六升煎至二升去粗納芒硝分作三服連進即通

○集驗方治小便淋瀝不通

滑石半斤　石葦三兩　通草四兩　榆葉

冬葵子各半斤一方加黃芩三兩

右細切以水一斗煎取三升分作三服頓飲

河間○石葦散治小便不利莖中作痛

石葦二兩去毛　瞿麥一兩　滑石五兩　車前子三兩

冬葵子二兩

右為細末每服方寸七日三服

外臺○祖傳經驗秘方治小便淋閉莖中作痛神効

石葦去毛　滑石　瞿麥　萹蓄

冬葵子　木通　王不留行　地膚草各等分

右為細末每服三錢白湯調下

○又經驗治小便溺血立効

金陵草一名旱蓮草一名墨斗草　車前草俗名蝦蟇衣

右二物各等分杵自然汁每服半茶盞空腹服

○又方治前証用壯年無病人頭髮不拘多少燒炭存性以側栢葉搗汁入糯米糊為丸如梧桐子大每服一百丸白湯下或四物湯下尤妙

○又方治沙淋乃莖中有砂作痛

石首魚腦骨五對火煅出火毒即白鰲腦中骨也　滑石半兩研

右共研為細末分作二服煎木通湯調下未愈再服數劑必待砂出盡乃安

○又方治孕婦轉胞小便不通及男子小便不通皆効

冬葵子半兩　山梔子半兩炒研　木通三錢　滑石半兩研

右作一服水一盞半煎八分温服外以冬葵子滑石梔子為末田螺肉搗膏或生葱汁調膏貼臍中立通

○又方治血淋

側栢葉　藕節　車前草各等分

右三味同搗取真汁調益元散神効

附關格証

難經曰關則不得小便格則吐逆○脉兩寸俱盛曰關格

其証嘔逆而小便不通者是也

按素問謂人迎大四倍於氣口名曰格氣口大四倍於人迎名曰關乃二証也蓋有格而不關者亦有關而不格者又或有人迎氣口俱盛而吐逆不便者故丹溪総而言之曰關格者是也

○丹溪曰寒在上而熱在下故多死法當吐以提其氣之横格

不必在出痰也用二陳湯探而吐之吐中便有降

○有氣虛不運者補氣藥中升降用補中益氣湯加檳榔使清

氣升而濁氣降也

○治關格証吐逆而小便不利急宜先灸氣海天樞等穴各三

七壯其吐必止然後以益元散等藥以利小便

（二）祖傳經驗秘方治關格吐逆小便不通用霍香平胃散合五

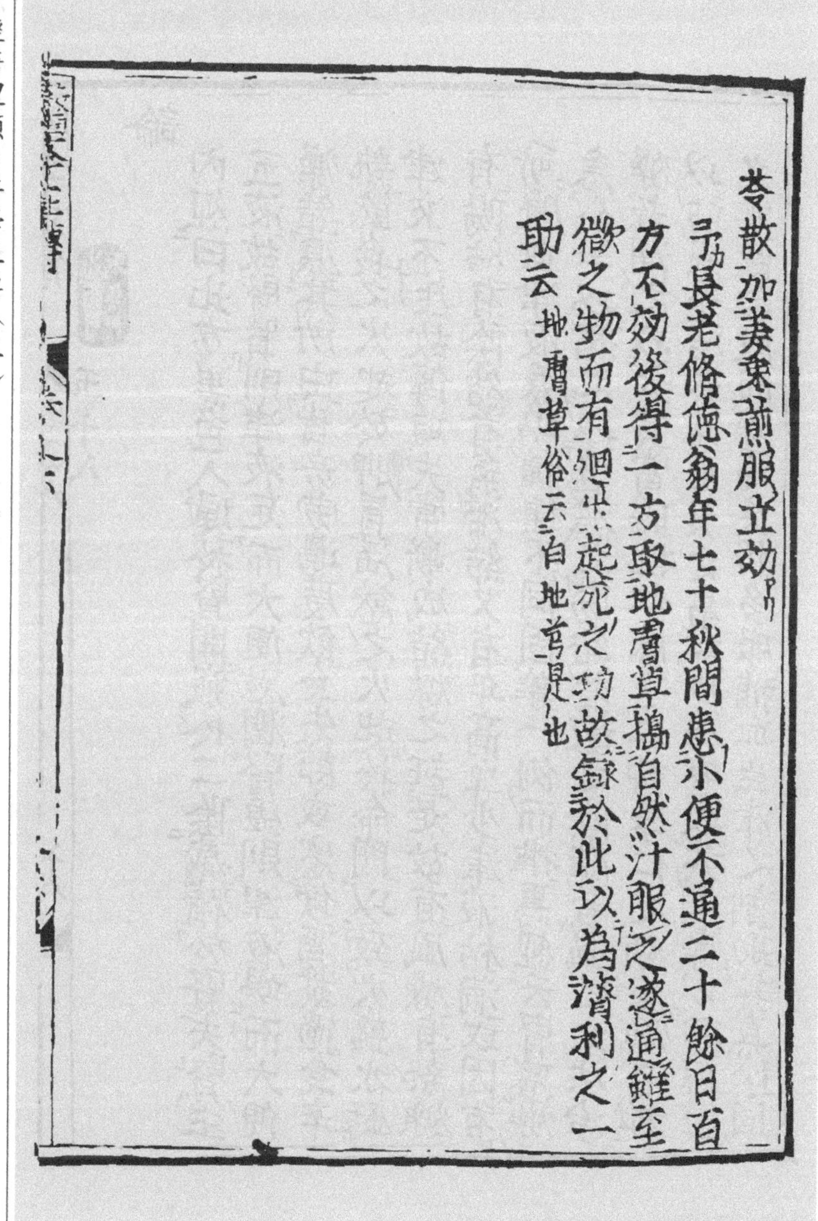

苓散加姜棗煎服立効
予長兄脩德翁年七十秋間患小便不通二十餘日百方不効後得一方取地膚草擣自然汁服之遂通雖至微之物而有回生起死之功故錄於此以為濟利之一助云 地膚草俗云白地芀是也

論

五十八

內經曰北方黑色入通於腎開竅於二陰藏精於腎夫腎主五液故腎實則津液足而大便滋潤腎虛則津液竭而大便燥結原其所由皆房勞過度飲食失節或恣飲酒嗜食辛熱飲食之火起於脾胃淫慾之火起於命門以致火盛水虧津液不生故傳道失常漸成結燥之證是故有風燥有熱燥有陽結有陰結有氣滯結燥又有年高血少津液枯涸或因有所脫血津液暴竭種種不同固難一例而推焉經云腎惡燥急食辛以潤之以苦泄之陽結者散之陰結者溫之大法治燥者潤之以大黃當歸桃仁麻子仁郁李仁之類風燥者加以防風羌活秦艽皂莢之屬尤以煉蜜取其潤燥以助傳導之勢故結散而燥通矣仍多服補血生津之劑助其真陰固

其根本庶無再結之患切勿以巴豆牽牛等峻劑攻下雖暫得通快必致再結愈甚反釀成病根膠固卒難調治或有血虛脉大如葱管發熱而大便結燥者慎不可發汗汗之則重亡津液閉結而死此醫殺之耳活人書有脾約証謂胃強脾弱約束津液不得四布但輸膀胱故小便数而大便難制脾約丸以下脾之結燥使腸潤結化津流入胃而愈丹溪曰然既曰脾約必陰血枯槁内火燔灼熱傷元氣故肺受火邪而津竭必竊母氣以自救夫金耗則土受木傷脾失轉輸肺失傳化宜其大便閉而難小便数而無藏蓄也理宜滋養陰血使陽火不熾金行清化脾土健旺津液入胃大小腸潤而通矣今以此丸用之於熱甚而氣實與西北人稟賦壯實者無有不安若用之於東南方人與熱雖盛而氣血不實者雖得暫通將見脾愈弱而腸愈燥矣須知在西北以開結為主在

東南以潤燥為要學者其可不知此乎

脉法

脉多沉伏而結　陽結脉沉實而數　陰結脉伏而遲或結

・老人虛人便結脉雀啄者不治

方法 丹溪方法凡二條

丹溪曰有虛有風有濕有火有津液不足者有寒者有氣結者切不可例用芒硝大黃及巴豆牽牛等利藥

○久病腹中有實熱大便不通宜用潤腸丸微利之不宜用峻利之劑

○脾約丸

麻仁一兩半用生絹袋盛百沸湯連袋泡浸湯冷出之垂井中与水面差一指許勿着水一夜次日懸乾礱之粒粒皆完　枳實麸炒黃色　厚朴姜制

芍藥各三兩　大黃酒蒸四兩　杏仁去皮尖炒另研一兩二錢

右為末煉蜜為丸如梧桐子大每服二三十丸溫水下

○通幽湯治大便難幽門不通上衝吸門不開噎塞不便燥閉氣不得下治在幽門以辛潤之

炙甘草　紅花各一分　生地黄　熟地黄各半錢

升麻　桃仁泥　當歸身各一錢

右細切作一服水一盞半煎至一盞去柤調檳榔細末半錢食前稍熱服

東垣○潤燥湯

升麻二分　生地黄二分　熟地黄　當歸稍

大黄酒濕煨　生甘草　桃仁泥　麻仁各一錢

紅花五分

右除桃仁麻仁另研細外餘細切作一服水一盞半入桃仁麻仁煎至一盞去柤空心稍熱服

東○潤腸丸治脾胃中伏火大便閉澀或乾燥閉塞不通全不

忌食及風結血閉皆能治之

桃仁湯泡去皮尖炒　麻仁去殼各一兩　當歸梢　大黃酒温煨

羌活各半兩

右除桃仁麻仁另研如泥外其餘杵爲極細末煉蜜爲丸如梧桐子大每服三五十丸空心白湯下〇如風濕而大便不行加煨皂角仁大黃秦艽以利之〇如脉澁覺身有氣澁而大便結者加郁李仁大黃以除氣澁燥

東垣〇麻黃白朮湯治大便不通五日一次小便黃赤渾身腫面上及腹尤甚其色黃麻木身重如山沉困無力四肢痿軟不能舉動喘促不安

青皮去穰　酒黃連各二分　黃芪　人參

桂枝　白朮　厚朴薑製　柴胡

蒼朮　猪苓各四分　酒黃栢　陳皮去白

甘草半生半炙 升麻各三分 吳茱萸 白茯苓
澤瀉各五分 白豆蔻 炒神曲各六分 麻黄去節一錢不
杏仁四個
右細切作二服每服水二盞先煎麻黄令沸掠去沫
入諸藥同煎至一盞去粗稍熱服

東垣○升陽瀉熱湯治膈噎不通逆氣裏急大便不行
青皮 槐子各二分 生地黄 熟地黄
黄栢各三分 當歸身 甘草稍各四分 蒼术五分
升麻七分 黄芪一錢 桃仁十箇去皮尖另研
右細切作一服入桃仁泥水二盞煎至一盞食前熱服

東垣○活血潤燥丸治大便風秘血秘常常燥結
當歸稍五錢 防風三錢 大黄酒煨 羌活各一兩
皂角仁燒存性一兩五錢 桃仁二兩去皮另研 麻仁二兩半去殼另研

右除桃仁麻仁另研外共為細末煉蜜為丸如梧桐子大每服五十丸白湯下三兩服後須以蘇子仁煮粥每日早晚食之大便須日久再不結燥也此丸藥以磁罐盛之紙包封毋令見風

東垣　○潤腸湯　治大便結燥不通

生地黃　生甘草各三分　大黃煨　熟地黃
當歸稍各五分　升麻　桃仁　麻子仁各一錢
紅花二分

右細切作一服水二盞煎至一盞去柤空心服

東垣　○潤體丸　能潤血燥治大便不通

麻仁　當歸稍　生地黃　桃仁
枳殼各等分

右為細末煉蜜為丸服

東垣○備急大黃丸治胃中停滯寒凉之物大便不通腹痛（見內傷）

河間○枳殼丸治三焦約大小便不通穀氣不得下行

枳殼二兩　陳皮一兩　檳榔半兩　木香二錢半

黑丑四兩（一半生用一半炒熟，杵頭末一兩半，余不用）

右為細末煉蜜為丸如梧桐子大每服十五丸薑湯下

東垣○枳實導滯丸治傷熱物大便不行氣滯胸腹作痛（見內傷門）

○本邑趙德秀才之母年五十餘身材瘦小得大便燥結不通飲食少進小腹作痛召予診治六脉皆沉伏而結澁予作血虛治用四物湯加桃仁麻仁煨大黃等藥數服不通反加滿悶與東垣枳實導滯丸及備急大黃丸等藥下咽片時即吐出蓋胃氣虛而不能久留性速之藥耳遂以備急大黃丸外以黃蠟包之又以細針穿一竅令服三丸蓋以蠟匱者制其不犯胃

氣故得出幽門達大小腸取効也明日下燥屎一升許繼以四物湯加減作湯使吞潤腸丸如此調理月餘得大便如常飲食進而平安

予族姪有一通判之子因出痘大便閉結不通児醫云便實爲佳兆自病至痘瘡愈後不如廁者凡二十五日肛門連大腸不勝其痛叫號聲達四隣外醫及予二三人議藥調治用皂角末及蜜煎導法服以大小承氣湯及枳實導滯丸備急丸皆不効計無所出予曰此痘瘡餘毒鬱熱結滯於大小腸之間而然以香油一大盞令飲自朝至暮亦不効予盡一計令侍婢口含香油以小竹筒一箇套入肛門以油吹入肛內過半時許病者自云其油入腸內如蚯蚓漸漸上行再過片時許下黑糞一二升止困睡而安

黃疸 五十九

論

內經曰中央黃色入通於脾又曰諸濕腫滿皆屬脾土夫黃疸爲病肌肉必虛腫而色黃蓋濕熱鬱積于脾胃之中久而不散故其土色形于面與肌膚也蓋脾主肌肉肺主皮毛母能令子虛母病子亦病矣是故有諸中者必形諸外耳其証有五曰黃汗曰黃疸曰酒疸曰穀疸曰女勞疸雖有五者之分終無寒熱之異丹溪曰不必分五同是濕熱如盦麴相似正經所謂知其要者一言而終是也外有傷寒熱病陽明內實當下而不得下當汗而不得汗當分利而不得分利故使濕熱沸鬱內甚皆能令人發黃病也先哲制剤茵蔯五苓散茵蔯湯茯苓滲濕湯之類無不應手獲效故曰治濕不利小便非其治也又曰濕在上宜發汗濕在下宜利小便或二法並

用使上下分消其濕則病無有不安者也學者詳之

脉法

脉經曰凡黃候寸口脉近掌無脉口鼻黑色並不可治

　脉沉渴欲飲水小便不利者必發黃也

酒疸者或無熱靖言了了腹滿欲吐鼻燥其脉浮者先吐之沉弦者先下之

酒疸下之久久為黑疸目青面黑心頭如噉蒜虀狀大便正黑皮膚四肢不仁其脉浮弱雖黑微黃故知難治

穀疸寸口脉微而弱微則惡寒弱則發熱當發不發骨節疼痛當煩不煩而極汗出趺陽脉緩而遲胃氣反強飽則煩滿滿則發熱客熱消穀食已則飢穀強肌瘦名曰穀疸

陽明病脉遲者食難用飽飽則發寒熱頭眩者必小便難此欲作穀疸雖下之腹滿如故

趺陽脉緊而數數則為熱熱則消穀緊則為寒食則滿也尺脉浮為傷腎趺陽脉緊為傷脾風寒相傳食已則眩穀氣不消胃中苦濁濁氣下流小便不通陰被其寒熱流膀胱身體盡黄名曰穀疸

方法　丹溪方法凡五條

丹溪曰不必分五同是濕熱如盦麴相似輕者小溫中丸重者大溫中丸熱多加黄連濕多者茵蔯五苓散加食積藥戴氏曰食積者量其虚實下之其餘但利小便小便清利則黄自退或曰黄疸宜用倒倉法又曰黄疸倦怠脾胃不利食少用胃苓湯小便赤加滑石

一方治黄疸

黄芩　黄連　梔子　茵蔯

猪苓　澤瀉　蒼朮　青皮

草龍膽各五分　穀疸加三稜莪朮縮砂陳皮神麯

右細切作一服水煎服之

○又方治氣實傷濕渾身發黃宜吐法

撫芎　梔子　桔梗各二

右細切作一服加薑煎入虀汁服探吐之

○小溫中丸治黃疸與食積又可制肝燥脾脾虛者須以白术

作湯使

針砂十兩醋炒七次令通紅爲研　苦參夏加冬减

山查各二兩　茱萸一兩冬加夏减　蒼术半斤　白术五兩

川芎夏减　神麴各半斤　香附米一斤童便浸一宿

右爲細末醋糊爲丸如梧桐子大每服七八十丸食前

鹽湯下○一方無白术山查苦參茱萸有梔子

○大溫中丸

針砂十兩醋制　陳皮　蒼术　青皮

厚朴薑製 三稜醋煮 莪术醋煮 黃連

苦参 白术各五兩 生甘草二兩 香附一斤童便浸一宿

右為細末醋糊為丸一方無黃連苦参白术一方又無甘草名潤中丸

活人○調胃承氣湯方見傷寒門

叔和曰腹滿舌痿煩燥不得睡屬黃家又曰病黃疸發熱煩喘胸滿口燥者以發病時火劫其汗兩熱相搏然黃家所得從濕故一身盡發熱而黃如肚熱者熱在裏也當下之安用調胃承氣湯

○又曰黃疸之病當以十八日為期治之十日以上為瘥反劇者為難治○又曰病疸而渴者其病難治疸而不渴者其病發於陰部其人必嘔發於陽部其人振寒而發熱也師曰諸黃家病但宜利小便假令脈浮當以汗解之宜桂枝加黃芪湯又名黃芪建中湯方見傷寒門

〇又曰男子黄小便利自當與小建中湯〇又曰黄疸腹滿小便不利而利自汗出此為表和裏實當下之用大黄黄柏梔子芒硝湯

〇大黄黄柏梔子芒硝湯

黄柏　芒硝　大黄各四　梔子三枚

右細切作一服水一盞半煎至一盞溫服

〇又曰黄疸病小便色不變欲自利腹滿而喘不可除熱熱除必噦噦者宜服小半夏湯方見傷寒門

〇又曰夫病酒黄疸必小便不利其候心中熱足下熱是其證也又心中懊憹而熱不能食時欲吐名曰酒疸又曰酒疸心中熱欲嘔者吐之即愈又曰酒疸黄色心中實而煩

〇又曰額上黑微汗出手足心熱薄暮則發膀胱急小便自

叔和

利名曰女勞疸腹如水狀不治

叔和 ○又曰黃家日晡所當發熱而反惡寒此為女勞得之膀胱急小腹滿一身盡黃額上黑足下熱因作黑疸其腹脹如水狀大便必黑時溏此女勞之病非水也腹滿者難治硝石礬石散主之

叔和 ○硝石礬石散

右以二石各等分燒煅為末每服貳錢以大麥粥汁和服日三服取汗愈若小腸滿急小便不利用滑石石膏各二錢入粳米一撮同煎服之

○治酒疸用小柴胡湯加茵蔯豆豉大黃黃連葛根煎服効

可聞 ○茯苓湯治胃疸消穀善飢面色痿黃心中煩熱胷脇脹滿小便赤澁方見淋秘門

丹溪 ○一方治穀疸以柴胡穀芽枳實厚朴梔子大黃等分水煎

服効アリ

局方○胃苓湯治脾胃不和黄腫如小便赤澁加滑石（五苓散合平胃散是也）

東垣○腎疸湯治腎疸目黄或渾身黄小便赤澁

升麻　羌活　防風　藁本

獨活　柴胡各半錢　蒼朮一錢　豬苓四分

葛根五分　澤瀉三分　黄芩二分　甘草二分

神麯炒二分　黄栢二分　白朮五分　人參三分

右細切作一服水一盞半煎至一盞去粗温服

活人○茵蔯五苓散治傷寒或伏暑發黄小便不利煩渴等証

本方倍加茵蔯入姜棗煎服之

活人○茵蔯茯苓湯治發黄脉沉細數四肢冷小便澁煩躁而渴

茯苓　桂枝　豬苓各一錢　滑石一錢半

茵蔯二錢

右細切作一服水一盞半煎至一盞服始末熱加當歸一錢半

活人○梔子大黃湯治酒疸心中懊憹或熱而痛

梔子十四枚　大黃一兩　枳實五枚　豆豉一升

右作二服用水五升煎至二升分三服

活人○半溫半熱湯治酒疸身黃無熱靖言了了腹滿欲嘔心煩足熱或有癥瘕心中懊憹其脉沉弦緊細

半夏　茯苓　白朮各七分　前胡

枳殼麸炒黃色　甘草炙　大戟各五分　黃芩

茵蔯　當歸各三分

右細切作一服入生姜三片水二盞煎至一盞溫服

活人○茵蔯蒿湯治身熱鼻乾汗出陽氣上奔小便赤澀不利濕熱發黃

茵蔯蒿一两　大梔子三枚　大黄三錢半

右細切作一服水三盞煎至盞半溫服

活人○茵蔯大黄湯治傷寒大熱發黄面目俱黄小便赤澁

茵蔯蒿　梔子　柴胡　黄栢

黄芩　升麻　大黄各七分　草龍胆三分半

右細切作一服水一盞半煎至一盞溫服

活人○梔子栢皮湯治身熱不去大便利而煩熱身黄

梔子　黄栢　黄連各三錢半

右細切作一服水一盞半煎至一盞溫服

活人○茯苓滲濕湯治黄疸寒熱嘔吐而渴欲飲冷水身目俱黄

小便不利不思飲食　方見濕証門

活人○小茵蔯湯治發黄脉沉細而遲逆身冷

附子一枚作八片炮　甘草炙一两　茵蔯二两

右細切作三服毎服用水二盞煎至一盞温服

治人○茵蔯四逆湯治發黄脉沉細而遅肢體逆冷腰以上自汗

甘草一兩炙 乾姜一兩半炮 附子一枚作八片炮 茵蔯二兩

右細切分作四服水煎服

治人○葶藶苦参散治湿熱内甚小便赤澁大便時秘飲食遅

諸薬不効因為久黄

苦参 黄連 瓜蔕 黄栢

大黄各一兩 葶藶子一両

右為細末毎服一銭匕清米飲調下以吐利為度随時

看虚實消息加減

治人○當歸白朮湯治酒疸發黄心下有痞癖堅満身體沉重妨

害飲食小便赤黄此因内虚飲食生冷脾胃痰結所致

白朮 茯苓各一錢 當歸 黄芩

茵陳各三分半　前胡　枳實　甘草炙

杏仁各大分　半夏八分炮透

右細切作一服加生姜三片水一盞半煎至一盞溫服

活人○抵當湯治傷寒熱鬱瘀血內結身黃脈沉細狂言譫語小便自利、便黑方見傷寒門

集驗方○針砂丸治穀疸酒疸濕熱發黃等證

針砂半斤醋炒紅　蒼术四兩米泔浸　香附四兩童便浸　神麴炒微黃

茵陳姜汁炒　麥蘗取麪炒各二兩　芍藥　當歸酒洗去頭

生地黃　川芎　青皮去穰炒各一兩五錢

陳皮去白　莪术醋煮　三稜醋煮各二兩　梔子去殼炒

姜黃　升麻　乾漆炒烟盡各半兩

右為細末醋糊為丸如梧桐子大每服六七十丸姜湯送下

集驗○綠礬丸治黃腫病最捷

五倍子半斤炒黑　綠礬四兩姜汁炒白　針砂四兩醋炒紅色　神麯半斤炒微黃色

右為細末，生姜汁煮紅棗肉為丸，如梧桐子大，每服六七十丸，溫酒下，不飲酒，米湯亦可。終身忌食蕎麥麪，犯之再發難治。

寶鑑○東礬丸治食勞身目俱黃者

綠礬半斤火煆通紅

右研細，紅棗肉為丸，如梧桐子大，每服五十丸，或酒或姜湯下。

○祖傳經驗退金丸治黃腫絕妙

蒼朮半斤浸　白朮各二兩半　甘草炙半兩　厚朴姜汁拌炒一兩

陳皮去白兩半　針砂醋炒紅色　香附童便浸各六兩　神麯炒黃色

麥蘖麪炒微黃各一兩半　有塊加三稜醋煮　莪朮醋煮各一兩半

右為細末麪糊為丸服忌魚腥溫麪生冷水菓等物

○一男子年三十餘得穀疸症求予治以胃苓湯去桂加茵陳數十貼黃退自以為安不服藥十數日後至晚目盲不見物予曰此名雀目蓋濕痰盛而肝火有餘也用豶猪肝煮熟和夜明砂作丸服之目遂明如故來謝予曰未也不早服制肝補脾消痰之劑必成蠱脹渠不信半月後腹漸脹痞滿復來治予仍以胃苓湯倍二术加木通麥門冬煎湯下褪金丸一月平安

論

瘡瘍 六十

内經曰諸痛痒瘡瘍皆屬心火又曰膏粱之變足生大丁榮氣不從逆於肉理乃生癰腫東垣謂榮氣即胃氣也盖胃氣調和則榮衛之氣皆順流而無逆於肉理耳若失飲食失節肥甘過傷以致湿熱蘊積于腸胃之間燒爍府藏煎熬真陰此經之所謂陰之五宮傷在五味味焉發熱久而增氣故湿熱之氣聚於下焦淫火熾盛蓄於八脉八脉沸騰逆於經絡氣凝血滯故其滋養精微之氣不能如常榮於肉理是以結聚而成癰腫矣經曰熱勝則肉腐是也法當視其所發之地各從其經而處治焉夫發於身之表者其名一十有七曰腦發（督脉太陽經）曰背發（中屬督脉余皆足太陽經）曰鬢發（手足少陽經）曰眉發（手足太陽經手足少陽經）曰頤發（手足陽明經）曰顋頷發（手陽明經）曰髭發（手足陽明經）曰腋

發（手太陽經）曰穿當發（督衝任三脈）曰腿發（表足三陽裏足三陰）曰肝癰（足厥陰經）曰喉癰（任脈陽明經）曰臍癰（任脈陽明）曰乳癰（內陽明經外少陽經乳頭足厥陰經）曰腎癰（足太陽經）曰騎馬癰（手太陽經）曰囊癰（足厥陰經）發於腔子之內者其名有四曰內疽曰肺癰（手太陰經）曰腸癰（手太陽經手陽明經）曰胃脘癰（足陽明經）夫十二經有氣血多少之不同癰疽淺深之有異是故為治之法或疎散或消毒或針烙或內托或外消或瀉利或補益是故腫瘍為實宜瀉利潰瘍為虛宜補益浮露而淺者為癰宜外消藏伏而深者為疽宜內托此千古不易之定議也雖然其証有善而易治者為順惡而難治者為逆其為逆眼白睛黒目緊小者一逆也不能飲食納藥而嘔食不知味二逆也傷痛渴甚三逆也膊項轉動不便四肢沉重四逆也聲嘶色脫唇鼻青黒面目四肢浮腫五逆也煩燥時咳腹痛甚泄利無度小便如淋六逆也膿血大洩焮腫尤甚膿水臭敗莫近七逆

也喘麄氣短恍惚嗜卧八逆也未潰先黑陷下青唇黑便汚九逆也又如噫氣痞塞喘咳身冷自汗目瞪耳聾恍惚驚悸語言錯亂皆是惡證若夫動息自寧飮食知味一順也便利調勻二順也神彩精明語聲清朗三順也膿潰腫消色鮮不臭四順也體氣和平五順也九五順見三則吉九逆見六則危矣先哲垂訓班班可攷學者其可不詳察乎

脉法

脉經曰脉數身無熱內有癰也 一云腹無積聚身無熱脉數此為腸中有膿蓄故附子敗醬湯主之

諸浮數脉應當發熱而反洒淅惡寒若有痛處當發癰膿脉微而遲反發熱弱而數反振寒當發癰腫

脉浮而數身體無熱形嘿嘿胷中微燥不知痛之所在此人當發癰腫

脉滑而数数則為熱滑則為實滑則主榮数則主衛榮衛相逢則結為癰熱之所過則為膿也

羽林婦病醫者脉之知婦人腸中有膿為下之即愈蓋寸口脉滑而数滑則為實数則為熱滑則為榮数則為衛衛数下降榮滑上升榮衛相干血為濁敗小腹痞堅小便或澁或時汗出或復惡寒膿為已成設脉遲緊聚為瘀血下之則愈

腸癰之為病其身甲錯腹皮急按之軟如腫狀

夫腸癰者小腹腫按之則痛小便数如淋時時發熱自汗出復惡寒其脉遲緊者膿未成可下之當有血脉洪数者膿已成不可下也大黄牡丹湯主之

方法 丹溪古法九 二十二條

丹溪曰癰疽因陰陽相滯而生蓋氣陽也血陰也血行脉内

氣行脈外相並周流寒與濕搏之則凝滯而行遲爲不及熱與火搏之則沸騰而行速爲太過氣得邪而鬱津液稠粘爲痰爲飲積久滲入脈中血爲之濁此陰滯於陽也血得邪而鬱隧道阻隔或溢或結積久滲出脈外氣爲之亂此陽滯於陰也百病皆由於此又不止於癰疽而已

癰疽因積毒在藏府當先助胃壯氣使根本堅固而以行經活血藥爲佐參以經絡時令使毒氣外發施治之早可以內消此內托之意也

東垣○或問內托之法予曰河間治腫焮于外根盤不深形証在表其脈多浮病在皮肉非氣盛則必侵于內急須內托宜復煎散除濕散鬱使胃氣和平如或未已再煎半料飲之如大便閉及煩熱少服黃連湯如微利及煩熱已退却與復煎散如此使榮衛俱行邪氣不能內傷也

閉異本作秘

丹溪○外科精要謂排膿內補十宣散治未成者速散已成者速潰誠哉是言也若用之於小瘡癤與冬月亦可轉重就輕移深居淺若潰瘍與夏月用之其桂朴之溫散佐以防風白芷吾恐雖有參芪難爲倚仗此見世人用此不分輕重時令經絡前後正若盲人騎瞎馬半夜臨深池危哉

丹溪○諸經惟少陽厥陰二經生癰疽宜預防之以其多氣少血也血少而肌肉難長瘡久未合必成死證苟不知此遽用驅逐利藥以伐其陰分之血禍不旋踵

丹溪○腫瘍內外皆壅宜以托裏表散爲主如欲用大黃者宜戒猛浪之非

丹溪○潰瘍內外皆虛宜以補接爲主如欲用香散者宜戒虛虛之失

○外科精要丁書惟務紀錄舊方應酬輕小證候耳

丹溪〇癰疽始發即以艾多灸之可使輕淺騎竹馬灸法最妙蓋艾火暢達拔引鬱毒此從治之意惟頭爲諸陽所聚艾炷宜小而少若身上必痛灸至不痛不痛灸至痛亦有因灸而死者蓋虛甚孤陰將絕其脉必浮數而大且不鼓精神必短而昏無以抵當火氣宜其危也〇按河間灸刺法曰凡瘡瘍須分經絡部分血氣多少腧穴遠近從背出者當從太陽經五穴選用至陰通谷束骨崑崙委中是也從鬢出者當從少陽經五穴選用竅陰俠谿臨泣陽輔陽陵泉是也從髭出者當從陽明經五穴選用厲兌內庭陷谷衝陽解谿是也從腦出者則以絕骨一穴治之各穴照法俱見銅人針灸經茲不再具

丹溪〇鈹針之法可施於輕小證候以出惡血若積毒在藏府者徒竭其血於外無益也

○外施貼藥亦發表之意精要謂貼冷藥有神効夫氣得熱則散得冷則歛何謂神効經曰發表不遠熱是也輕粉冷藥雄卜麝香可也

○外科用鍼烙得膿後服神仙追毒丸此藥能下積取毒無取膿之功若血氣壯實則膿自出當以和氣活血藥佐參芪補劑服之

○腫瘍用手按之熱則有膿不熱則無膿

○膿出而反痛者此為虛也宜補之亦有穢氣所觸而作痛者宜和解之風冷所逼者宜溫養之

○疽發深不痛者胃氣大虛必死肉多而不知痛也

○腫瘍時嘔者當作毒氣上攻治之潰後當作陰虛補之若年老潰後發嘔不食又宜參芪白朮膏峻補隨証加佐使藥河間謂瘡瘍嘔者濕氣侵于胃也宜倍白朮

○癰疽發渴乃血氣兩虛用參芪以補氣當歸地黃以養血或忍冬丸黃芪六一湯皆効

○加味十全大補湯治癰疽潰後補氣血進飲食實爲切要凡膿血出多陰陽兩虛此藥有迴生起死之功但不分經絡不載時令醫者觸類而長之可也或見腫平痛寬遂以爲安慢不知省無補接調養之功愈後虛證復見因而轉爲他病而危劇者多矣

○蒲公英化熱毒消惡腫散結核有奇功田間路側皆有之二四月開黃花似菊花味甘衍義補遺云四時常花花罷飛絮節葉間折之有白汁出者是能觧食毒散滯氣可入陽明太陰二經同忍冬藤煎以少酒佐而服之搗爛盦之亦妙

○白蠟屬金禀收斂堅凝之氣外科之要藥也生肌止血定痛

接骨續筋補虛當與合歡皮同入長肉膏藥用之有神効但未試其可服否若合歡皮常服之驗矣

○草麻子性善收能追膿取毒亦要藥也

○癰疽已破未破用皂角刺能鑽引至痛處

△取剩骨法

祖傳經驗秘法○取久疽久痔漏中朽骨剩骨名用烏骨雞脛骨以信砒實之鹽泥固濟火煅通紅地上出火毒用骨研細飯丸如粟米大以皮紙撚送入竅內外以拔毒膏藥封之其骨自出

△惡瘡發背腦疽等証方法

東垣○升陽益胃散治一切惡瘡發背腦疽等証

羌活一錢五分　獨活五分　防風五分　藁本一錢半

知母一錢　生地黃一錢　黃芩一錢　黃連半錢

黃栢五分　當歸三錢　防風稍五分　連翹一錢
人參五分　黃芪一錢半　生甘草一錢　陳皮五分
當歸稍五分　蘇木五分　炙甘草一錢半　酒防已五分
澤瀉七分　桔梗一錢

右細切分作二服每服用水二大盞浸半日煎至一盞滴酒數十點去粗臨卧温服忌飲水再作服效遲初患二三日者服之立消作膿者立潰隨病上下食前後服一人患腦疽第八日腫硬如拳即日晚服此藥一劑次日便平復腫勢消更不疼痛又服半劑七日全愈如常明之言凡瘡皆陰中之陽陽中之陰二證而已我治此瘡陽藥七分陰藥三分名曰升陽益胃散勝十宣也老人宜之亦名復煎散或加乳香沒藥各一錢尤妙

當歸羌活湯治腦疽証

黄芩酒炒　黄連酒炒各二錢　黄栢酒炒一錢　澤瀉五分
連翹一錢　當歸身二錢　防風　羌活各一錢
甘草炙一錢　山梔子一錢　獨活七分　藁本七分
右細切作一服，水二盞，先浸一時許，入酒一匙，煎至八分，去粗，食後稍熱服，日進二服，三日盡六服，俱將藥清汁調下後項梹榔散。

○梹榔散　大歛瘡口

梹榔　木香各三錢
右為細末，用前藥調下，或歛瘡口用之，尖無疼痛，以緦油調塗瘡口，生肌歛肉甚速，別無惡肉，瘡口易合平復。

○背疽方法

不可多用膏粱熱瘡所宜用也，貧人寒地及寒濕外來之寒瘡禁

〇千金托裏散治背疽并諸惡瘡如三日以裏未成灸及利六
便者則可消矣
羌活一錢半 防風去蘆酒洗半 防風梢五分 藁本一錢半
當歸身三錢 當歸梢半錢 連翹三錢 黃芩三錢酒浸
黃耆一錢半 人參一錢半 炙甘草一錢半 生甘草半錢
陳皮半錢 蘇木 五味子 酒黃栢
酒防己各半錢 桔梗 梔子 生地黃酒洗各一錢
酒大黃三錢 酒黃連一錢 木豬苓一錢半 麥門冬二錢
右細切分作二服每服用水三大盞浸半日煎至一盞
稍熱服後一服如前併柤再煎服忌冷水此方如覺病
即便杵服無不效者若瘡勢已發三四日或成膿則不
消也崔經瀝二次發背疽皆得此方而愈
〇丹溪治背疽方用大黃防風羌活甘草節生地黃當歸身貝

母白芷赤芍藥皂角刺黄芩作大劑煎服氣虚加人參黄芪瘡潰後亦宜加之

△附骨疽方法

○丹溪曰附骨疽者皆因久得厚味及勞役與酒後涉冷水得此陽滯於陰之証也又曰環跳穴痛不止防生附骨疽以蒼朮為君佐以黄栢之苦冷以青皮冬加桂枝夏加條芩虚者加杜仲牛膝以生甘草為使作大料煎入姜汁食飲之痛甚者恐前藥十數貼發不動少加麻黄一二貼不動者恐疽將成急掘地坑以火煅坑通紅沃以小便患者赤體坐於坑中以席或綿衣圍抱下體使熱氣熏蒸理開氣血通暢而愈

○羌活防已湯治附骨疽初發太陽厥陰太陰分者

羌活　川芎　蒼朮　防已

木香 連翹 射干 甘草

白芍藥 木通 當歸尾 蘇木各七分

右細切，水酒各一大盞，煎至七分，食前服，羨膳壓之。

東垣○托裏黃芪湯 治骨疽初發於足少陽明分者。

柴胡一錢 連翹八分 肉桂八分 黍粘子八分

黃芪八分 當歸尾一錢 黃柏四分 升麻四分

甘草炙四分 白芷一錢

右細切，作一服，酒一盞，水一盞半，煎至一大盞，空心服，羨膳壓之。

東垣○內托黃芪酒煎湯 治瘡生腿外側，或因寒濕得附骨癰於足少陽經分，微侵足陽明經，堅破漫腫，行步作痛，或不能行。

柴胡一錢半 連翹八分 肉桂八分 大力子炒

黃芪各四錢當歸尾八錢黃柏五分　升麻七分

甘草炙五分白芷二錢

右細切水酒各一盞煎至一盞食前溫服

祖傳方　○黃連消毒飲治附骨疽

黃連一錢　黃芩　黃柏各半錢生地黃四分

知母四分　羌活一錢　獨活四分　防風四分

藁本五分　當歸尾四分桔梗五分　黃芪二分

人參二分　甘草三分　連翹四分　蘇木二分

防已五分　澤瀉二分　陳皮三分

右細切作一服水煎服　一老人年七十因寒濕地氣得附骨疽於左腿外側少陽膽經之分微侵足陽明經分闊六七寸長一小尺堅硬漫腫不辨肉色皮澤但行步作痛以指按至骨大痛與此藥一服即止次日堅軟腫

消而愈

○內托黃芪柴胡湯治附骨疽

生地黃一分　黃柏二分　肉桂二分　羌活五分

當歸梢七分　土瓜根酒洗　柴胡梢各一錢　連翹一錢三分

黃芪二錢

右細切作一服酒一盞水二盞煎至一盞去柤空心熱服賈德茂小男於大腿近膝股內出附骨疽不辨肉色漫腫光澤木硬瘡勢甚大其左脚乃肝之髀上也更在足厥陰肝經之分少侵足太陰脾經之分其脉左三部細而弦按之洪緩微有力與此藥而安

△腎癰方法

丹溪曰腎癰者腎居小腹之後在下此陰中之陰道遠位僻雖曰太陽多血然氣運不到血亦罕來中年後尤慮患此

纔有腫痛發之脉証但見虛弱便與滋補血氣可保終吉若無積補之功其禍多在結痂之後或半年已來乃病多致矣手慎之慎之

癰〇內托羌活湯治足太陽經中左右尺脉俱緊按之無力尻臀生癰堅硬腫痛大作

羌活　黃栢酒製各二錢　防風　藁本

當歸尾各一錢　肉桂三分　連翹　甘草炙

蒼朮　陳皮各五分　黃芪一錢半

右細切作一服水二盞酒一盞煎至一盞去粗稍熱空心服以衣覆盖癰上使藥力行去衣

內疽方法

〇丹溪曰內疽者皆因飲食之火挾七情之火相鬱而發飲食者陰受之七情者藏府受之宜其發在腔子而頭向內非

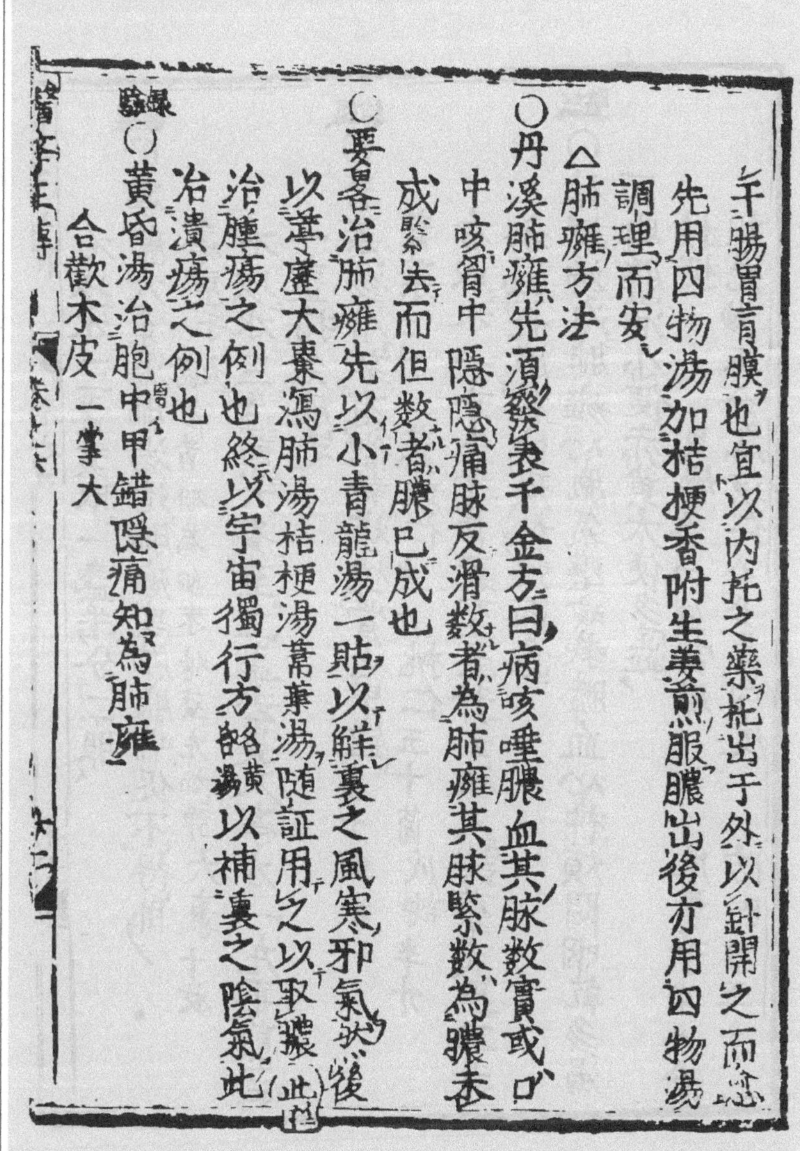

乎腸胃肓膜也宜以內托之藥托出于外以針開之而後先用四物湯加桔梗香附生姜煎服膿出後方用四物湯調理而安

△肺癰方法

○丹溪肺癰先須發表千金方曰病咳唾膿血其脉数實或口中咳胷中隱隱痛脉反滑数者為肺癰其脉緊数為膿未成緊去而但数者膿已成也

○要略治肺癰先以小青龍湯一貼以觧表之風寒邪氣然後以葶藶大棗瀉肺湯桔梗湯葦葉湯隨証用之以取膿此治腫瘍之例也終以宇宙獨行方胳黄湯以補裏之陰氣此治潰瘍之例也

驗錄○黄昏湯治胞中甲錯隱痛知為肺癰

合歡木皮一掌大

右以水三盞煮取一盞半分二服

○葶藶大棗瀉肺湯治肺癰或肺脹喘促不得臥

葶藶子一兩炒黄研為細末煉蜜丸如弾大　大棗十枚

右以水三盞煎大棗至二盞去棗入亭力一丸再煎至一盞攪匀服之

○葦葉湯治欬有微熱煩燥胷心甲錯出千金方

葦葉二升　薏苡仁半斤　桃仁五十箇　瓜瓣半升

右以水一斗先煮葦葉至五升去粗入諸藥煮取二升分溫再服當吐痰如粥而愈

○桔梗湯治肺癰心胞氣壅咳嗽膿血心神煩悶咽乾多渴兩脚腫滿小便赤黄大便多澁

桔梗　貝母各一錢　當歸　瓜蔞子各八分

枳殼炒五分　薏苡仁八分　桑白皮　防巳各五分

甘草節三分 黃芪五分 杏仁去皮別研炒 百合各三分

右細切作一服水一盞半加生姜五片煎至八分去粗溫服不拘時若大便秘者加大黃小便澁者加木通

經驗○又方治前証

瓜蔞子 當歸 桔梗 貝母

白芷 甘草各一錢

右細切作一服水一盞煎食後服一方無貝母白芷有葶藶子

○肺癰已破入風者不治或用太乙膏丸服以搜風湯吐之

○有吐膿血如肺癰狀口臭他方不應者宜消風散入男子髮灰清米飲調下可二服而愈

○祖傳經驗秘方治肺癰未成膿者立消已成膿者立潰其效如神用章柳樹葉一名接骨木又名續骨樹又名野黃楊

田塍路側皆有之右一味細研以濾過以酒調服不飲酒入生姜研服

△腸癰方法

○丹溪曰腸癰當作濕熱積治入風難治

○千金謂腸癰妄治必殺人其病小腹重強按之則痛小便數淋時時汗出復惡寒身皮甲錯腹皮急如腫狀脉數者微有膿也巢云洪數已有膿脉若遲緊者未有膿甚者腹脹大轉側有水聲或遶臍生瘡或膿自臍出或大便膿血

淋婦証具前淋法下

○腸癰治法要畧以薏苡附子敗醬散千金以大黄牡丹湯

○灸法屈兩肘正肘頭鋭骨端灸二百壯下膿血而安

○薏苡附子敗醬散

薏苡仁一歲炮附子一分敗醬三分

右為細末每服方寸匕水二盞煎至一盞連渣頓服之小便當下膿血而愈

○大黃牡丹湯

大黃四分　牡丹皮一兩　桃仁五十枚去皮尖另研

芒硝三分　瓜蔞子半升

右細切用水六升煎取一升去渣入硭硝再煎十沸分三服頓服之有膿即下膿無膿即下血

○東陽呂俊文得潮熱微似瘧狀小腹右邊有一塊大如雞卵作痛右脚不能伸縮一醫作腸癰治十餘日不驗召予診候其脉左寸芤而帶濇右寸芤而洪實兩尺兩關俱洪數予曰此大小腸之間欲作癰耳幸膿未成猶可治遂以五香連翹湯加減與之間以蜈蚣炙黃酒調服之三日內平安

○乳梗方法

○丹溪曰乳梗多因乳毋不知調養所致蓋乳房陽明所經乳頭厥陰所属忿怒所逆鬱悶所遏厚味所釀以致厥陰之氣不行故竅閉而汗不通陽明之血沸騰故熱甚而化濃膿或因所乳之子膈有滞痰含乳而睡口氣焮熱所吹而成結核初便忍痛揉令核軟吮令汁透可散否則結成矣治法以青皮疎厥陰之滞石膏清陽明之熱生甘草節行汚濁之血瓜蔞子消導腫毒或加没藥青橘葉皂角刺金銀花當歸身或湯或散須以少酒佐之若加艾火二三壯於痛處灸之尤妙彼粗工便用針刀必成拙病

丹溪○乳癰用蒲公英同忍冬藤入少酒煎服即欲睡是其效也

○乳癰未潰以青皮瓜蔞桃仁連翹川芎橘葉皂角刺甘草節隨証加減煎服已潰以人参黄芪川芎當歸白芍藥青皮

連翹　瓜蔞　甘草節　煎服

○東垣升麻托裏湯　治婦人兩乳間出黑頭瘡瘡頂陷下作黑眼子其脉弦洪按之細小

黃栢二分　肉桂三分　黍粘子五分　黃芪　炙甘草節　當歸身各一錢　連翹　升麻　葛根各一錢半

右細切作一服水一盞酒半盞同煎至一盞食後熱服

△妳岩方法

○石香程氏曰妳岩始有核腫結如鼈棊子大不痛不痒五七年方成瘡初便宜多服疎氣行血之藥須情思如意則可愈如成瘡之後則如岩穴之凹或如人口有唇赤汁膿水浸淫胸脇氣攻疼痛用五灰膏金寶膏去其蠹肉生新肉漸漸收斂此疾多生於憂鬱積忿中年婦人未破者尚可

治成瘡者終不可治

痌〇十六味流氣飲治妳岩

人參　黃芪　川歸各一錢　川芎

肉桂　厚朴　白芷　甘草各半錢

桔梗三分　防風　烏藥　檳榔

芍藥　枳殼　木香各半錢　紫蘇一錢半

右細切作一服或加青皮一錢水二大盞煎至一盞服

丹溪〇單煮青皮湯治婦人百不如意久積憂鬱乳房内有核如鱉碁子

每服用青皮四錢細切以水一盞半煎至一盞日二服已

上二方間服至核消往藥

丹溪〇橘葉散治証如前

青皮　石膏　甘草節各五分　瓜蔞子一錢

當歸頭五分 皂角刺一錢半 去尖略炒 金銀花五分
没藥 蒲公英各五分
右細切作一服加青橘葉一小握以酒一盞半煎至一
淺盞食後或臥時服
丹溪○丁香散治乳頭破裂或因小兒吹乳血乾自裂開多痛
丁香不拘多少
右一味為末乾付裂處如燥唾津調付
△囊癰方法
○丹溪曰囊癰者濕熱下注也有作膿者此濁氣順下將流入
滲道因陰道或虧水道不利而然膿盡自安勿藥可也惟
在善於調攝耳又有因腹腫漸流入囊腫甚而囊自裂開
睾丸懸掛水出以麩炭末付之外以紫蘇葉包裹仰臥養
之

丹溪 ○癰疽入囊者，曾治数人，悉由濕熱入肝經處治，而用補陰藥佐之，雖膿潰皮脫，睪丸懸掛者，皆不死。

○一方用野紫蘇葉（面青背紅者是也）焙乾為細末，付之，如燥，以香油調付。囊脫無皮者，外以青荷葉包之，其皮自生。

丹溪便毒方法

○便毒，是厥陰經濕熱因勞倦而發，用射干三寸，同生姜煎，食前服，得利二三行效。射干，紫花者是，紅花者勿用。

丹溪 ○一方用破故紙、黍粘子（微炒）、黑牽牛（炒）、大黃（酒浸焙乾）各等分為末，每服一兩，酒調下。

丹溪 ○又方 已結成膿者，用

大黃（酒拌蒸） 連翹（各五錢） 枳實（三錢）

厚朴 甘草節（各二錢） 桃仁（二十一个）

生姜三片，分三服，水煎服之。

○石香程氏曰：便毒一名騎馬癰，此奇經衝任為病，而癰見於厥陰經之分野，其經多血，又名血疝。或先有疳瘡而發，或卒然起核，疼痛而發，皆熱鬱血聚而成也。初發宜疏利之，即散；成膿後，如常用托裏内補之藥。

瘡瘍集 蘇方散 治便毒

木鱉子去殼　當歸尾　芍藥　白芷
粉甘草　川芎　射干　忍冬即金銀花
大黄　川山甲煻火煨特　没藥　蘇木各六分

右細切，作一服，水酒各一盞，煎至一盞，食前服。

瘡瘍集 玉燭散 治便毒

川芎　當歸　生地黄　赤芍藥
朴硝　大黄　甘草炙，各八分

右細切，作一服，水煎，食前服。

牡蠣大黄湯 治同

大黃　牡蠣各二錢五分　甘草一錢　瓜蔞一箇去皮

右細切作一服水二盞煎至一盞溫服

△瘰癧方法

○丹溪曰瘰癧必起於少陽一經不守禁忌延及陽明大抵食味之厚鬱氣之積曰風曰熱皆此二端拓引變換須分虛實實者易治虛者可慮以其屬膽經主決斷有相火且氣多血少婦人見此若月經不作寒熱便生稍久轉為潮熱危矣自非斷慾食淡神仙不治也

丹溪○治瘰癧用立効散與瓜蔞散相間服神効

○本草云夏枯草大治瘰癧散結氣有補養厥陰血脉之功而經不言觀其能退寒熱虛者可仗若實者以行散之藥佐之外以艾灸亦漸取効

○治血少馬刀癧瘡肚泄以四物湯倍酒炒芍藥牡蠣粉陳皮

柴胡　甘草　黄連　玄參　炒神麯　桑椹膏

○石香程氏曰：瘰癧之証，内經謂之結核者是也。結核有大小，如大豆、銀杏連串而生者，形大如馬刀者，謂之馬刀瘡。經别爲火類，夫火亢之甚，必兼水化制之，其核故堅也。凡瘰癧之起，始生於耳後足陽明、少陽二經，浸淫于太陽之經，漸隨經流注于腋脇，手足皆有也。治法以火鍼刺入核中，不可透底，納蟾酥膏于中，外用緑雲膏貼之，三日後取去核中稠膿，膿盡取去核外薄膜，先破初起之核一枚，以絶其源，服藥後出者皆愈。或不肯收，如銀杏者盡皆開了，用藥取之。其自潰者，猶如木菓之腐熟，肉雖潰而核猶存，故膿水淋漓，久難得愈。治者用鐵烙燒赤，烙去其破核猶着者併肉潰處，次用金寶膏、龍珠膏等藥追去惡毒之根，遂能長肉而愈。隨經絡証候，服除風熱等經之藥，以除根

本可獲全功也

○蟾酥膏

蟾酥　白丁香（炒）五　寒水石（炒）　巴豆（去皮）五粒

寒食麵（炒）

右各另研和作一處再研煉蜜為丸如菉豆大每用一丸或二三丸納入瘡中如膿未盡再用數丸以膿盡為度

○緑雲膏

黄連　大黄　黄芩　玄參

黄栢　木鼈子（去殼以上各一錢）

右細切用香油一两同煎焦色去藥入淨松香五两再煎成膏濾入水中扯拔令金色以銚再熬放温入後藥

猪膽汁（三箇）　銅緑（三錢醋浸一宿綿去粗）

右用竹篦帶溫攪勻，然後如常攤貼，無治瘡口不乾，加乳香、沒藥、輕粉尤妙。

○金寶膏 去腐肉，朽肉不傷良肉新肉。

桑柴灰五碗，用沸湯十碗淋汁，用草紙一層、皮紙二層放鑼底，以灰置於上淋之。 穿山甲二兩，煅，山甲研細 信砒二錢 杏仁七枚，去皮尖，同信石研 生地黃二兩 辰砂一錢 粉霜另研 射香各五分

右將灰汁濾澄清，下鍋煎濃，下甲末，候焦乾，一半下射香，次下粉霜，乾及九分，下辰砂，候成膏，下炒石灰末，以成塊子，即收入小罐子內，勿見風。罐

砒上皆香方○龍珠膏

龍芽草五兩 棘棗根半兩 海藻二錢半 蘇木半兩

右細切，量水二十碗，煎至十二三碗，濾去粗，又用

桑柴灰二碗半 石灰二碗半 蒼耳草灰二碗半

以草紙二層皮紙二層放羅底次置灰於上用煎湯熱淋取灰汁十碗許澄清入鍋内煎成膏用巴豆霜白丁香石膏射香輕粉磁罐子收貯每用取付核上再付即去舊藥併靨再上新藥其核即潰而愈根小者但只途藥於根上其核自潰

救苦化堅湯 治瘰癧馬刀挾瘿在耳下或耳後下頸至肩上或入缺盆中乃手足少陽之經分其瘰癧在頦下或至頰車乃陽明之經分受心脾之邪而作也今將二証合而治之

黃芪一錢 護皮毛間腠理虛及活血氣為瘡家之聖藥又實表補元氣之妙劑也

人參三分 補肺氣之藥也如氣短不調及喘者宜加之

炙甘草半錢 能調中和諸藥瀉火益胃氣亦能去瘡中

真漏蘆　升麻各一錢葛根半錢此三味俱足陽明

連翹一錢此一味乃十二經瘡中之藥不可無也能散諸血結氣聚此瘡家之神藥也

牡丹皮三分去腸胃中留濡宿血　當歸身三分

生地黃三分熟地黃三分此三味諸經中和血生血涼血藥也

白芍藥三分如夏月倍之其味酸氣寒能補中益氣之虛治腹痛必用之冬寒不可用

肉桂二分大辛熱能散結積陰症瘡瘍須當少用之此寒因熱用之意又為寒附覆蓋其瘡用大辛熱去浮凍之氣如有煩燥者去之

柴胡八分功同連翹如瘡不在少陽經則去之

黍粘子三分無腫不用　羌活一錢　獨活半　防風半錢

已上三味必關手足太陽證脊痛項強不可回顧腰似折項似拔者是也其防風一味辛溫如瘡在臍以上盍無手足太陽經證亦當用之為能散結去上部風邪

昆布二分其味太鹹蓋鹹能軟堅也若堅硬者宜用　荊三稜炮二分

廣术炮三分此一味若瘡堅硬甚者用之如不甚堅者不須用

益智二分咳唾多者胃不和也或痛人吐涎吐食胃中寒者加之無則勿用也
麥蘗麪一分治腹中縮急又能消食健脾神麴炒二分食不消者用之
黃連三分治煩悶　厚朴薑製一錢二分如腹脹者加之黃栢酒炒三分如有熱或腰脚無力加之無則勿用如有煩躁欲去衣者腎中有伏火也更宜加之無則勿用
右件共為細末湯浸蒸餅捏作餅子晒乾搗如米粒大
每服三錢白湯送下○如氣不順加橘紅甚者加木香
少許量病人虛實臨時斟酌與之毋令藥多妨其飲食
此為大治之法也○如止在陽明分者去柴胡黍粘子
二味餘皆用之○如在少陽分為馬刀挾瘻者去獨活
漏蘆升麻葛根更加瞿麥三分○如本人素氣弱其病
勢來時氣盛而不短促者不可考其平素宜作氣盛而
從病變之權也宜加黃芩黃連黃栢知母防己之類視
邪氣在上中下而用之○假令在上焦加黃芩半酒洗半生用

在中焦加黄連（半酒洗半生用）在下焦則加酒製黄栢知母防巳之類選而用之○如大便不通而滋其邪盛者加酒製大黄以利之○如血燥而大便乾燥者加桃仁泥酒製大黄二味○如風結燥不行者加麻仁大黄以潤之○如風澁而大便不行加煨皂角仁大黄秦艽以利之○如脉澁覺身有氣澁而大便不通者加郁李仁大黄以除風燥也○如陰寒之病為寒結秘而大便不通以局方中半硫丸或加炮附子干姜煎水冷服之○大抵用藥之法不惟瘡瘍一家諸疾病重人素氣弱者當去苦寒之藥多加人參黄芪甘草之類瀉火而先補其元氣餘皆倣此

○柴胡連翹湯治男子婦人馬刀瘡

中桂一分　當歸梢五分　黍粘子　炙甘草

酒黃栢　生地黃酒各一錢　柴胡一錢半　黃芩炒

酒知母　連翹各一錢半　瞿麥二錢

右細切作一服水二盞煎至一盞稍熱服

東垣○消腫湯　治馬刀瘡

黍粘子炒　黃連各五分　當歸梢　甘草各七分

瓜蔞根　黃芪各一錢　生黃芩　柴胡去苗各一錢二分

連翹二錢　紅花少許

右細切作一服水二盞煎至一盞去柤稍熱服

東垣○柴胡通經湯　治小兒項側有核堅而不潰名曰馬刀瘡

柴胡去苗　連翹　當歸梢　生甘草

黃芩　桔梗　黍粘子　荊三稜各二分

黃連五分　紅花少許

右細切作一服水二盞煎至一盞去柤食後稍熱服忌

苦藥泄之大便

○散腫潰堅湯　治馬刀瘡結硬如石或在耳下至缺盆中或肩上或脇下皆手足少陽經中及瘰癧遍於頦或至頰車堅而不潰在足陽明經中所出或二証瘡已破流膿水並皆治之

黃芩八分酒洗半炒半生　草龍胆酒洗炒洗四遍

瓜蔞根酒洗　黃栢酒製炒　知母酒炒　桔梗去芦

昆布消洗各五分　柴胡四分　炙甘草　荊三稜酒洗炒

廣茂酒拌炒　連翹各三分　葛根二分　白芍藥二分

當歸梢二分　黃連　升麻一分

右細切作一服水二盞先浸半日煎至一盞去柤食後熱服於臥處伸足在高處頭低垂每含一口作十次嚥下服畢少頃依常安臥取藥在膈上停蓄故也此是醫

一料作細末煉蜜為丸如菉豆大每服百餘丸以煎藥送下或加海藻五分亦妙以海藻反甘草然用藥妙處正在此

○升陽調經湯 治瘰癧遶項或至頰車此皆出足陽明胃經中來若瘡深遠隱曲肉底是足少陰腎經中來乃戊脾傳於癸腎是夫傳與妻俱作塊子堅硬大小不等並皆治之或作丸亦妙

升麻八分 葛根 草龍胆用酒四次制炒

黃芩 廣术 荊三稜二味俱酒制炒

炙甘草各四分 當歸稍 芍藥各三分 黃栢二分酒炒

知母酒炒一錢 一本有黃連酒洗 連翹 桔梗各五分 生黃芩四分

右細切作一服水二盞先浸半日煎至一盞去柤臨卧熱服外另秤十貼之數為細末煉蜜丸如菉豆大每服百丸服藥時足高去枕仰卧噙一口作十次嚥之

留一二口在後送下丸藥服畢寢臥如常

埬○連翹散堅湯 治耳下或至缺盆或肩上生瘡堅硬如石動
之無根名曰馬刀瘡從手足少陽經中來也或生兩脇下
或已流膿作瘡未破並皆治之

柴胡二錢 草龍膽酒制四分 土瓜根酒制炒各一錢
黃芩酒炒二錢七分 當歸稍 生黃芩 廣术
荆三稜酒炒 連翹 白芍藥各五分 炙甘草三分
黃連酒炒二錢 蒼术米泔浸各二分

右細切作一服外另秤十貼之數為細末煉蜜丸如菉
豆大每服百餘丸煎者用水二盞先浸大半日煎至一
盞去柤臨臥稍熱服去枕仰臥每口作十次嚥之留一
口送下丸藥服畢如常安臥更以後藥塗之

瘧痛 ○龍泉散

龍泉粉炒即磨刀石上粉也　尨粉　廣朮
荊三稜酒洗炒　昆布各五錢
右同爲細末，煎熟水調塗之，用此藥去疾尤速。
○三聖丸　治瘰癧神効刼藥
丁香五十粒　班猫十箇去翅及頭足炒　射香一錢另研
右爲末，用鹽豉五十粒湯浸爛研如泥，和前藥末丸如菉豆大，每服七丸，食前温酒送下，日三服，至五七日覺小便淋瀝，是藥之効，便如服，或小便下如青筋膜之狀，乃病之根也。忌濕麪毒食。
瘡瘍集
○立驗大聖散　治瘰癧刼藥
班猫大者二十箇去頭及翅足，用糯米合同炒米黄色，去米用班猫
白姜蚕一錢去系嘴炒　黑牽牛半生半炒共三錢取頭末一錢
荊芥穗一錢

右為細末，每服一錢，空心無灰老酒下。服此藥須忌魚肉、酒、醋、醬及發風動氣等物，止可吃菜蔬白粥。且如次早服藥，隔夜不吃夜粥，黃昏煎川木通湯調下玉靈妙寶散二錢重，次日五更酒調立驗大聖散一貼。如不能飲酒，用燈心木通湯調下。至日中覺小腹攻痛，小便澁痛，又用燈心湯調下琥珀末一錢，或玉屑妙靈散亦可。當利惡物從小便中出，如蒲荷肉狀，中有凝血一點。或未下，三日後可再服。至日中前用六丁神散一服催之，必然自下。五六日後再催一服，以病根除盡為度。如項上有癧一枚，取下惡物十枚，則盡病根。如有小腹攻急、莖中澁痛之惱，不必驚恐，過後便自平復無事。

〇玉屑妙靈散

活石細研為末，每服一錢，煎川木通湯調下。

〇六丁神散

苦丁香六枚或秤六錢重 白丁香一錢 苦參末五分

赤小豆一錢 磨刀泥青石者佳一名龍泉粉 大班猫七箇去頭足炒

白姜蚕去絲觜炒各一錢

右共為細末每服一錢重空心無灰酒調下

大成方

△瘿瘤方法

破結散 治石瘿氣瘿血瘿肉瘿筋瘿刀瘿癖瘤等證

海藻酒洗淨 龍膽草酒洗 海蛤粉 通草

貝母去心 昆布酒洗淨 礬石枯 松蘿以各三錢 桑寄生

麥麯炒四錢 半夏麯二錢

右為細末每服二錢熱酒調食後服忌甘草鯽魚雞肉五辛生菓〇有久於項上生癭大如茄子潮熱不食形瘦日久百方不效後得此方去松蘿加真桑寄生一倍

服三五日後其瘡軟而散熱退而愈屢醫數人皆效

瘡瘍集 南星散治皮膚頭項面上瘤大者如拳小者如栗或軟或硬不疼不痛宜用此藥切不可輒用針灸多致不救

生南星大者一枚

右細研爛入好醋五七點杵如膏如無生者即以乾者為末醋調如膏先以細針刺患處令氣透却以膏藥攤貼覺痒則頻換貼取效

瘤者氣血凝滯結聚而成或如桃李或如瓜瓠其名有六曰骨瘤曰脂瘤曰膿瘤曰血瘤曰筋瘤曰風瘤以其中各有此物而名之也已上諸瘤通用龍珠膏治之

龍珠膏方見前瘰癧條下

瘤宜服十六味流氣飲方見前妳岩條下

凡癭氣先須斷厚味用海藻一兩黃栢二兩為末置掌中時

時舐之以津唾嚥下待消三分之二止藥

△結核方法

○丹溪曰但凡結核在項在臂在身如腫毒不紅不痛不作膿者多是痰注不散名曰痰核用二陳湯加酒炒大黃連翹桔梗柴胡煎服

○又方治臂核作痛用二陳湯加連翹川芎皂角刺防風黃芩酒炒蒼朮煎服

○治耳後項間各有一核用炒姜蚕酒蒸大黃青黛牛胆南星為末蜜丸噙化

△疔腫方法

○石香程氏曰疔腫之證皆蓄熱毒之深而成者也近者多見因食死牛疫馬之肉而成此證其形有十三種皆以形而名之耳一曰麻子疔二曰石疔三曰雄疔四曰雌疔五曰

火疔六曰爛疔七曰三十六種疔八曰蛇眼疔九曰塩膚疔十曰水洗疔十一曰刀鐮疔十二曰浮漚疔十三曰牛狗疔惟三十六種疔最為篤甚其狀頭黑浮起形如黑豆四畔大赤色今日生一明日生二後日生三乃至十數者為可治若滿三十六則為不治之證也夫十三種疔其形狀雖各不同而其所由皆熱毒之甚也治法並急用奪命丹下之去其毒之餘勢次服化毒丸及內托散二活散射湯隨證經絡病勢緩急用引經藥斟酌施治如無逆證有熱即退熱有腫則退腫如身冷自汗嘔逆燥喘狂喝語直視者皆毒氣入內不可治矣如疔已拔去用金銀白芷散加減十宣散調之方獲全安也

今將十三種疔證候開列于後

一曰麻子疔其狀肉起頭如黍米色稍黑四邊微赤多癢忌

食驢子近油衣布衣先入麻油中行

○二曰石疔其狀皮肉相連色如黑豆甚硬刺之不入肉微痛

忌瓦礫磚石之屬

○三曰雄疔其狀皰頭黑黶四畔仰皰漿起有水出色黃大如

錢孔形高者忌房事

○四曰雌疔其狀瘡稍黃向裏黶亦似灸瘡四面皰漿起心凹

色赤如錢孔者忌房室

○五曰火疔其狀如湯火燒灼瘡頭黑黶四邊有煙漿又如赤

粟米者忌火燒烙

○六曰爛疔其狀色稍黑有白斑瘡中潰有膿水流出瘡形大

小如匙面者忌沸熱食爛物

○七曰三十六疔其狀頭黑浮起形如黑豆四畔起赤色今日

生一明日生二及至十數未滿三十六猶可藥治若滿三

十六藥所不能治也忌嗔怒蓄積愁恨

〇八曰蛇眼疔其狀瘡頭黑皮浮生形如小豆狀似蛇眼大體硬忌惡眼人看并嫉妒人見忌毒藥

〇九曰塩膚疔其狀大如匙面四邊皆赤有黑栗粒起大忌食鹽味

〇十曰水洗疔其狀大如錢形中如錢孔瘡頭白裏黑黯汁出中硬忌飲漿水水洗渡河

〇十一曰刀鎌疔其狀闊狹如薤葉大長一寸左側肉黑如燒烙忌刺及刀鎌切割鐵刃所傷可以藥治不可亂攻

〇十二曰浮漚疔其狀瘡體曲圓少許不合長而狹如薤葉大內黃外黑黑處刺之不痛黃處刺之痛

〇十三曰牛狗疔其狀肉色疱起掐不破

右十三種疔瘡初起瘡必先痒後痛先寒後熱熱定則

寒多四肢沉重心驚眼花若大重者則嘔逆嘔逆治其麻子疔一種始末惟痒初録忌者不得觸犯者發作難治其浮漚疔牛狗疔兩種無所禁忌縱不療亦不能殺人其狀寒熱與諸疔不同皆宜將護依法治療禁忌不得觸犯若或觸犯脊強疼痛極甚不可忍者是也又云疔腫初發時突起如釘故謂之疔令人惡心惡寒四肢強痛一日疼變為焦黒色腫大光起根硬之不覺痛皆其候也在手足頭面胸背骨節間最急其餘處則可治毒入腹則煩悶恍惚似醉如此者三二日間死矣皆不可不速治也

○返魂丹經云汗之則瘡愈必用此藥汗之

乳香　沒藥　辰砂　雄黃各一錢半

輕粉　片腦　射香各五分　海羊即蝸牛不拘多少

蟾酥　青黛　粉草　朋砂各一錢

右爲細末用海羊搗膏爲丸如雞元加酒麪糊些少丸如弾子大每服一丸蒸生葱頭二三箇細嚼嚥下疔腫及雄腫毒氣入膈者得微汗即解○一方加銅緑寒水石輕粉枯礬各一錢重按上藥皆非發汗之藥蓋能解毒又能追逐毒氣從腠理爲汗化也

○挼疔法以黑牯牛牽於石塔上必撒糞候糞上生菌取焙乾與豨薟草藁等分爲細末先用竹筒兩頭去節一頭解十字路將不解頭套在疔上以線緊縛竹筒陷入肉內爲度以煎藥末一匙滴冰和之放於筒內少時藥滚起則疔自挼起若一次未效漸加度數其疔必挼也

○奪命丹

巴豆肆一兩去殼醋煮乾　伏黄丹三錢　硃砂

雄黄各三銭　乳香　鬱金各五銭　大黄一两
輕粉二十录　蟾酥半一銭或飛羅麪三两
右為細末鑞水糊為丸如菉豆大随身年分虚實加減
丸数服之以下其毒如無奪命丹雄黄丸代之亦效

○雄黄丸

雄黄　鬱金各一銭　巴豆去殻十四枚　射香少許
皂角　全蝎各一銭
右為細末滴水為丸如菉豆大毎服二十丸清茶送下
亦看大小虚實斟酌加減丸数

○化毒丸

片脳　射香各五分　硇砂　硃砂
雄黄各二銭　輕粉十录　蟾蜍洗去土二十枚
右為細末新取蟾酥為丸如菉豆大毎用一丸放於舌

上取涎而愈。

○獨蟾丸 併取蟾酥法

拿取活蟾即大壯蝦蟇通身有傀儡者俗名癩蝦蟇又名風雞大者重五六兩不拘幾箇捉住後脚，以大桑葉或油單紙包裹其頭，用鐵釘一箇括取眉間白汁，濺於葉上，凝結如塩真粉，就丸如綠豆大，一蟾或作一丸，多者作二三丸，懸當風處陰乾。如患疔腫者，即以一二丸置舌尖上，仰卧片時，其舌下水滿口，就以此水嚥下，或以鈹鍼刺開疔腫頭上，納藥一丸於中，外以薄皮紙貼護之，勿令藥脫落。其瘡雖及一切癰腫初起時，亦可依此法治之，神効。上取蟾酥之法，切防入眼，入人眼即瞎。

○雄射湯 解疔毒如神。丸解毒不可無雄黃硃砂

雄黃另研　硃砂一錢，另研，各　真綠豆粉二錢　射香另研

乳香一錢，另研，各　白芷　茜草根　地丁草各二錢

牡蠣　姜蚕　牛蒡子炒　大黃・
金銀花　青木香　梔子　荊芥穗
朴硝　甘草各一錢　胡桃二箇去殼膜

右以白芷以後一十四味細切用無灰酒一碗浸少時擂細又加水一碗同煎至二碗去租及濁脚入前雄黃等五味調勻作一服更審患處經絡分野依東垣引經瀉火藥加之尤妙欲利倍加大黃朴硝二味臨後下○茜草即過山龍地疔即大薊也一云蒲公草開黃花者名黃花地丁開紫花者名紫花地丁

○二活散

羌活　獨活　當歸　烏藥
赤芍藥　金銀花酒洗　連翹　天花粉
甘草節　白芷各錢半　紅花　蘇木

荆芥　蟬蜕　乾葛各三錢　檀香二錢

右為細末每服三錢煎蒼耳湯調下

○取疔散

雄黄　硇砂　蟾酥　信石各一錢

巴豆十粒　輕粉十盞

右將疔四畔用針刺破醋調塗付疔落後用長内托毒之

膏藥貼之

已上係見瘡瘍集驗

○解毒丸

白芷十兩　丁香五兩　蘿蔔子去殻醋浸炒另研細末秤四兩

貫衆取新者去皮切晒乾杵末秤四兩　朴硝四兩　硇砂一錢六分

京墨八錢各另研

右和勻糯米糊丸如龍眼大青黛為衣陰乾每服一丸

無灰酒磨化下

○賀監先生解毒丸　解諸藥毒及山嵐瘴氣牛馬猪羊肉毒魚腥菜毒暑熱濕毒傷寒濕毒小兒斑疹喉痺急証紅赤癰腫及諸般無名腫毒

黃栢　貫衆　茯苓　藍根

葛根　生地黃　雄黑豆　甘草

滑石　硼砂　陰地蕨　薄荷各三兩

益智　大黃　寒水石　紫河車即金線重樓

馬勃　草龍胆　姜蚕炒　百藥煎

山梔子各一兩

右為細末煉蜜丸每一兩分作十丸細嚼新汲水送下小兒驚風薄荷汁下蜜水浸蒸餅為丸亦可或加黃連白芷

○萬病解毒丸

射干　文蛤 即五倍子　杏仁　右膏

續隨子 去殼去油　蚤休 即金線重樓七味　大戟

山豆根　山茨菰　白藥子　大黃 酒煮各二兩

射香 三錢　青黛　威靈仙　白芷 各一兩

黃連　風化硝 各半兩

右為末，糯米糊為丸，如彈子大，青黛、滑石細研為衣，陰乾。此藥解一切毒，蠱毒、鼠莽毒、河豚毒、魚毒、菌毒、瘦死牛馬肉毒、喉痺骨鯁、竹木刺毒，並用急流水磨下。癰疽發背，疔腫瘡瘍，毒蛇犬咬，蜈蚣蜂蠍螫毒，刀斧湯火傷，並用井花水磨下，洗塗傷處。婦人鬼胎惡氣，積塊蟲積，心胸痞滿，肚腹膨脹，並用好酒磨下。

○千金漏蘆湯 治疔腫神效

漏蘆　連翹　黃芩　白斂

枳殼　升麻　麻黃去根節　朴硝略一兩

大黃　地丁　金銀花各半兩

右除朴硝外，為細末，後入硝和勻，每服三錢，水一盞，生姜三片，薄荷三葉，煎至七分，空心溫服，利下惡物止藥。

瘡瘍集驗 ○取疔腫方

青木香根五錢　木香　雄黃　甘草各一錢

右為末，湯調下，以利去毒氣四五行即愈。

瘡瘍集驗 ○破毒散

信石　硇砂少　黃丹　雄黃

乳香各一字　斑猫五箇去翅足　射香少許

右為末，取新蟾酥和丸，如菉豆大，以鈹針破開疔頭，納藥一丸在內，外以膏藥護之。如無蟾酥，加麪糊些少。

○灸法：以大蒜爛搗成膏，塗瘡四圍，留瘡頂，以艾炷灸之，以爆

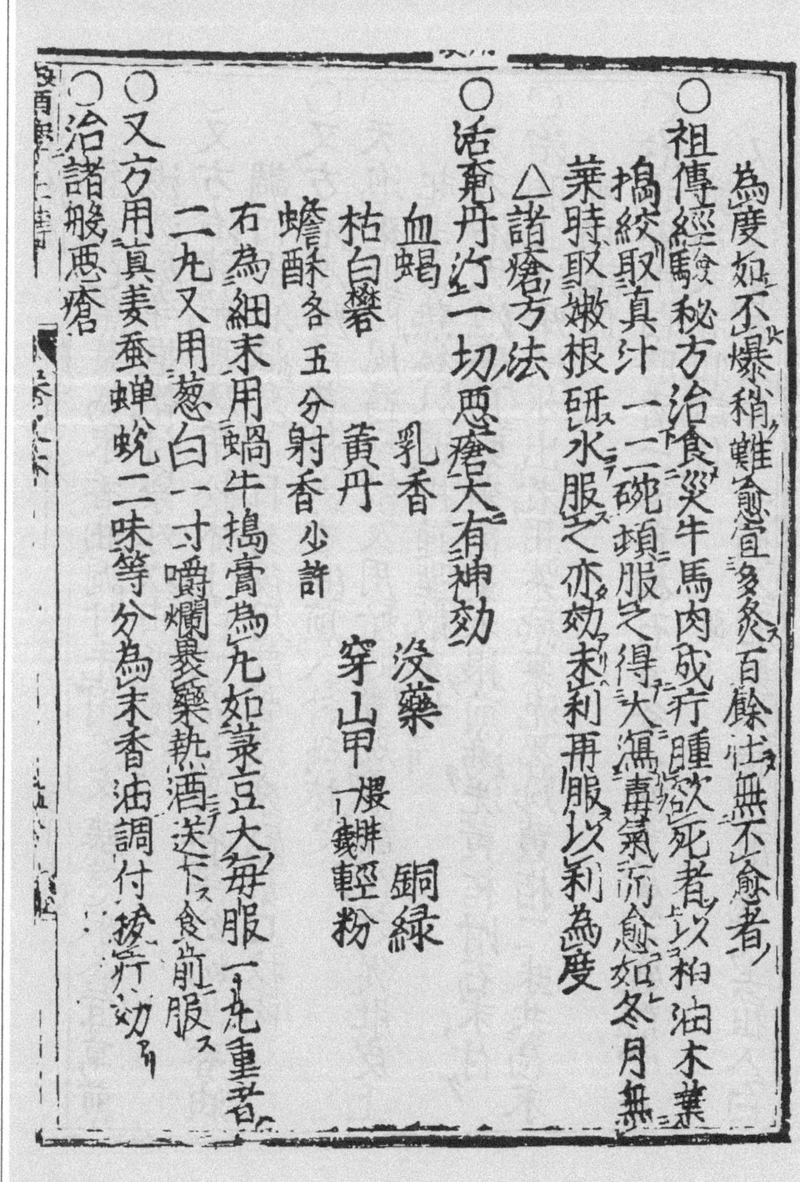

爲度如不爆稍難愈宜多灸百餘壯無不愈者

○祖傳經驗秘方治食瘴牛馬肉或疔腫欲死者以柏油木葉搗絞取真汁一二碗頓服之得大瀉毒氣而愈如冬月無葉時取嫩根研水服之亦效未利再服以利爲度

△諸瘡方法

○活竜丹治一切惡瘡大有神効

血竭　乳香　沒藥　銅綠

枯白礬　黃丹　穿山甲煨　輕粉

蟾酥各五分　射香少許

右爲細末用蝸牛搗膏爲丸如菉豆大每服一丸重者二丸又用葱白一寸嚼爛裹藥熱酒送下食前服

○又方用真姜蚕蟬蛻二味等分爲末香油調付拔疔効

○治諸般惡瘡

經霜芭蕉葉為末香油調付先用忍冬藤蒼耳草煎湯洗瘡淨挹乾付藥外以油紙掩之

○又方治諸般惡瘡用松木上白蟻泥黃丹各等分炒黑香油調付用油紙夾上貼易後用龍骨沒藥歛瘡口收肉

○又方治惡瘡用黃丹入香油煎入朴硝抹之

○天泡瘡服防風通聖散及用蚯蚓糞炒蜜調付之從肚皮上起者裹熱發外還用通聖散藥妙

○又方治天泡瘡用野菊花棗木根煎湯洗黃栢滑石末付之

○治脚上沙瘡清水出者用紫蘇寒泥略炒黃栢二味共為末香油調付

○治臁瘡用白膠香二两黃栢石膏各一两青黛五錢龍骨半錢為末香油調付

頭上

○又治臁瘡方以香油一两入胎髮如梅大煎焦烊去粗入白

膠香黃蠟各一兩烊化入生龍骨赤石脂血竭炒各一兩攪勻候冷磁器盛捏作薄片貼瘡上外以竹箬包之三日後翻過藥再貼以活血藥煎湯洗之

○又治臁瘡方用箭箬剪去兩頭以黃柏黃汁令稠和白膠香草蔴子同搗成膏攤箬糙面折縛光面貼瘡先以清茶放溫洗挹乾貼之

○又方治外臁脚瘡用竈心黃土研極細入黃柏赤石脂黃丹各半兩輕粉乳香沒藥各一錢細研和勻以清油調如膏以油絹攤藥將絹面貼於瘡上外以油紙掩之札縛定縱痒不可開視數日後未愈再換藥緊縛直待結痂去藥生

必以茶清洗瘡淨付藥

○桃花散治一切瘡生肌藥

白芨　白歛　黃柏　黃連

乳香另研 射香另研 黄丹各等分

右為細末摻於瘡上二三日生肌平滿如故

○治火燒及湯泡瘡用經霜桑葉焙乾燒存性為細末香油調付或乾付二三日結痂平復

○又方治火燒湯泡瘡時取黄蜀葵花以香油浸之其花日漸爛於油中以此油付瘡即愈或只收花焙乾為末香油調付亦妙

○下疳瘡用青黛海蛤粉密陀僧黄連為末付之○又方以雞内金燒存性為末付之

○又方治下疳瘡用鳳凰退燒存性為細末香油調付外腎瘡大小剪壳中白膜貼之須靜坐一日不動即結痂矣

頭瘡用猪油一錢半生半熟雄黄水銀各二錢伍分和勻付之

○金絲瘡其狀如繩線巨細不一上下行至心即死可於瘡頭

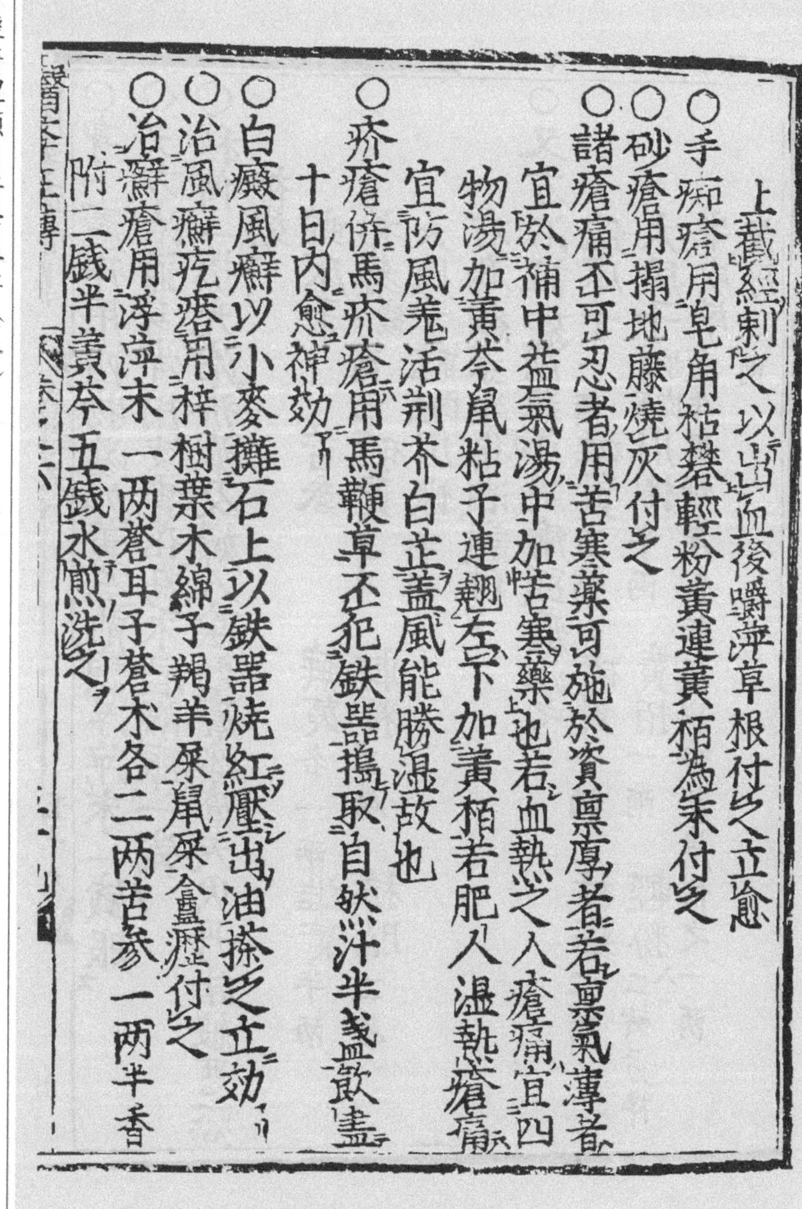

上截經刺之以出血後嚼浮萍草根付之立愈

○手痴瘡用皂角枯礬輕粉黃連黃栢為末付之

○砂瘡用搨地藤燒灰付之

○諸瘡痛不可忍者用苦寒藥可施於資禀厚者若禀氣薄者宜於補中益氣湯中加苦寒藥也若血熱之人瘡痛宜四物湯加黃芩鼠粘子連翹左下加黃栢若肥人濕熱瘡痛宜防風羌活荊芥白芷蓋風能勝濕故也

○疥瘡併馬疥瘡用馬鞭草不犯鐵器搗取自然汁半盞飲盡十日内愈神效

○白癜風癬以小麥攤石上以鐵器燒紅壓出油搽之立効

○治風癬疙瘩用梓樹葉木綿子羯羊屎鼠屎盦瀝付之

○治癬瘡用浮萍末一兩蒼耳子蒼术各二兩苦參一兩半香附一錢半黃芩五錢水煎洗之

○身上虚痒用四物湯加黄芩煎調浮萍末一錢服

○又方治通身痒用凌霄花為末酒調服一錢

○秘傳一擦光治疥瘡及婦人陰蝕瘡漆瘡天火丹諸般惡瘡神効

蛇床子　苦參　蕪荑各一兩　雄黄半兩

枯礬一兩二錢　硫黄五錢　輕粉二錢　樟腦二錢

大風子五錢取肉　川椒半兩

右為細末生猪油調付

○又方治証如前兼小兒癩頭瘡治之

蛇床子一兩　雄黄五錢　硫黄一兩　枯礬二兩

大風子半兩取肉　川椒半兩　黄栢一兩　輕粉二錢另拌入

牛皮岸薰牛皮烟岸也如無以香炉岸代之一兩

黄丹一兩

右為細末，生猪油調付。

○凡先哲治癰疽要方，俱採摭于後，以備選用。

外科精要○五香連翹湯　治癰疽未成膿者，服之可散，但當看時令及資禀加減用之。

乳香　木香　沉香　丁香

連翹　射干　升麻　木通

桑寄生　射香　獨活　大黄各等分

右細切，每服三錢，水一大盞，煎七分，去粗，温服。

東垣○內托復煎散　托裏健胃

地骨皮　黄芩　茯苓　芍藥

人參　黄芪　白朮　桂心

甘草　防巳　當歸各半兩　防風一兩

蒼朮半斤

右細切先以蒼朮用水五升煎至三升去朮入前十二味再煎至三四盞取清汁作三四次終日飲之又煎蒼朮柤并前再煎諸藥柤服之

○白芷升麻湯治手陽明經分臂上生癰左右寸部脉皆短得之俱弦按之洪緩有力此得之八風之變者

白芷一錢半　升麻　桔梗各一錢　甘草炙半錢

黃芪四錢　酒黃芩四錢　生黃芩三錢　紅花五分

右細切分二服水酒各一盞煎至一盞溫服

瘡瘍集

○托裏散治一切惡瘡發背疔瘡便毒始發脉洪數弦實腫甚將作膿者三服消盡

大黃　牡蠣　瓜蔞根　皂角刺

朴硝　連翹各六分　金銀花　當歸各二錢

赤芍藥　黃芩各四分

右細切作一服水酒各一盞煎至一盞四分服

瘡瘍集○又托裏散

黃芪　當歸　金銀花　甘草各等分

右細切每服一兩酒水合煎更詳部位各加引經藥尤妙

瘡瘍集○烏金散治癰疽疔腫時毒附骨疽諸惡瘡等証若瘡黑陷如石堅四肢冷脉細或時昏冒譫語循衣煩渴危篤服此汗之即瘡起

蒼耳頭五月五日午時收　草烏頭　火麻頭六月採

木賊去節　蝦蟇頭　搽皮節酥炙　麻黃去根節

右晒乾各等分同入磁器内塩泥固濟烈火煆從早至申時如黑煤色為度研為末每服二錢病重者三錢熱酒調下未汗再進一服如汗已乾却服解毒踈利之藥

如修合此藥必選天時清明好日於靜室中合勿令雞犬猫畜及陰人孝子見之

東垣〇黃芪六一湯　治癰疽發渴

黃芪六兩半蜜炙　甘草一兩炙

右細切水煎不拘時服

精要〇一方　治一切瘡癤癰疽發背殊效亦能下瘀血

大黃三錢　甘草　辰砂　血竭各一錢

右為細末酒調服

精要〇內托護心散

乳香一兩　真菉豆粉四兩一方用二兩

右為細末每服二三錢煎甘草湯或新汲水調下

澹寮集〇小五香湯

木香　沉香　乳香　藿香

連翹各二錢　射香另研少許

右為細末每服二錢水一盞煎七分溫服

局方○復元通氣散

當歸　穿山甲煨去炙胖半兩　川芎　天花粉炒各一兩

青皮　陳皮各一兩　大黃　甘草

黑丑頭末各半兩

右為細末每服二錢溫酒調下

東垣○金銀白芷散

黃芪　當歸各一錢　桔梗　川芎各五分

甘草一錢　天花粉五分　乳香　芍藥各三分

皂角刺去尖炒　金銀花各半錢　防風三分　白芷一錢

右為細末分三服每服水酒各半盞煎連粗服

瘡瘍集驗○正鐵箍散

貝母去心五兩 白芷 蒼耳醋拌晒乾各二兩

或加龍骨二錢尤妙

右為細末水調或香油調貼瘡上

集 瘡瘍〇大鉄箍散

芙蓉 猪卷皮 木鼈子各四兩 白芷

黃栢 寒水石各二兩 大黃 紫荊皮各一兩

赤豆 白歛各二兩 白芨一兩 防風半兩

貝母二兩 真地青 羌活各一兩

右為細末凉水調圍癰四畔如肉脆者白芨白歛加生

地黃地榆用芭蕉油調付熱甚者用三消散

集 瘡瘍〇三消散退極熱証赤腫焮開者

朴硝 焰硝 大黃 梔子炒黑色

寒水石 南星各等分

右為末，生地黃汁調塗貼，芙蓉葉汁調亦可。

瘡瘍集○雲母膏 治一切癰疽瘡癤折傷等證。

蜀椒去目及閉口者，微炒　白芷　沒藥
赤芍藥　肉桂　當歸　鹽花
菖蒲　麒麟竭　黃芪　白芨
芎藭　木香　龍膽草　白歛
防風　厚朴　麝香　桔梗
柴胡　松脂　人參　蒼朮
黃芩　乳香　附子　茯苓
良薑　合歡皮　[illegible]　硝石　甘草
雲母各四兩　柏葉　桑白皮　槐枝
柳枝　水銀以絹另包，各蒼膏點，待膏成，以手細彈鋪在上
陳皮各二兩　清油四十兩　黃丹二十兩

右除雲母硝石麒麟竭乳香沒藥射香黃丹盐花八味另研外余藥並細切入油浸七日文火煎以柳枝不住手攪候匝沸乃下火沸定又上火如此者三次以藥黑色為度去粗再熬後入丹與八味末仍不住手以槐柳枝攪滴水中成珠不軟不硬為度磁器收貯候溫將水銀浸上用時先刮去水銀或服或貼隨宜用之其功甚大也

○太乙膏治一切癰疽瘡瘍貼之神效亦可內服須諳証經絡作湯使送下

玄參　白芷　當歸　肉桂

大黃　赤芍藥　生地黃各一兩　黃丹

真麻油二斤

右細切入油浸夏三日冬十日春秋七日文火煎黑

去粗入黃丹再熬以槐柳枝不住手攪滴水中成珠
軟不硬磁器收貯

○神異膏　治諸般癰腫癤毒殊效

露蜂房（有蜂兒多者佳）一兩　玄參半兩　黃芪七錢半
金蛇退半兩（用水鹽洗淨）　杏仁一兩（去皮尖）　黃丹五兩（飛）
香油十兩　亂髮（如雞子大一塊無病壯年男子者佳　皂水洗淨）

右先將香油入亂髮於銚中文火熬候髮焦烊盡以杏
仁投入候杏仁黑色用真絹濾出粗再將油入銚中然
後下黃芪玄參二味文火熬一二時久住火候片時火
力稍息旋入露蜂房蛇退二味以柳枝不住手攪候火
熬至紫黑色又將用綿濾過去粗入爐中文武火熬下
丹急攪千餘轉滴水中成珠子膏即成矣冬月畧嫩些
夏月畧硬些磁器盛貯隨意攤貼

綠驗○萬槌青雲膏治諸般癰腫未成膿者貼散已成膿者拔毒追膿腹中痞塊上癮疾貼大椎及身柱其效如神

白松香 一斤去木屑　萆麻子 三百粒去殼

杏仁 三百粒去殼　銅青 三兩　乳香　沒藥 各一兩半

輕粉 二錢

右共作一處用鐵槌木砧於日中搗成膏如燥少加香油杵之或用石臼木杵搗亦可用磁器盛緋帛攤貼中做不見火

綠驗○一方治背癰附骨疽乳癰及一切癰腫未成膿者發散極效

槐花 一兩炒焦色　胡桃 十個 新鮮不油者連殼煻火煨熟去

右二味於沙盆中研爛如泥熱酒調和粗溫服如能飲酒人多飲忽效一醉後而癰腫散矣

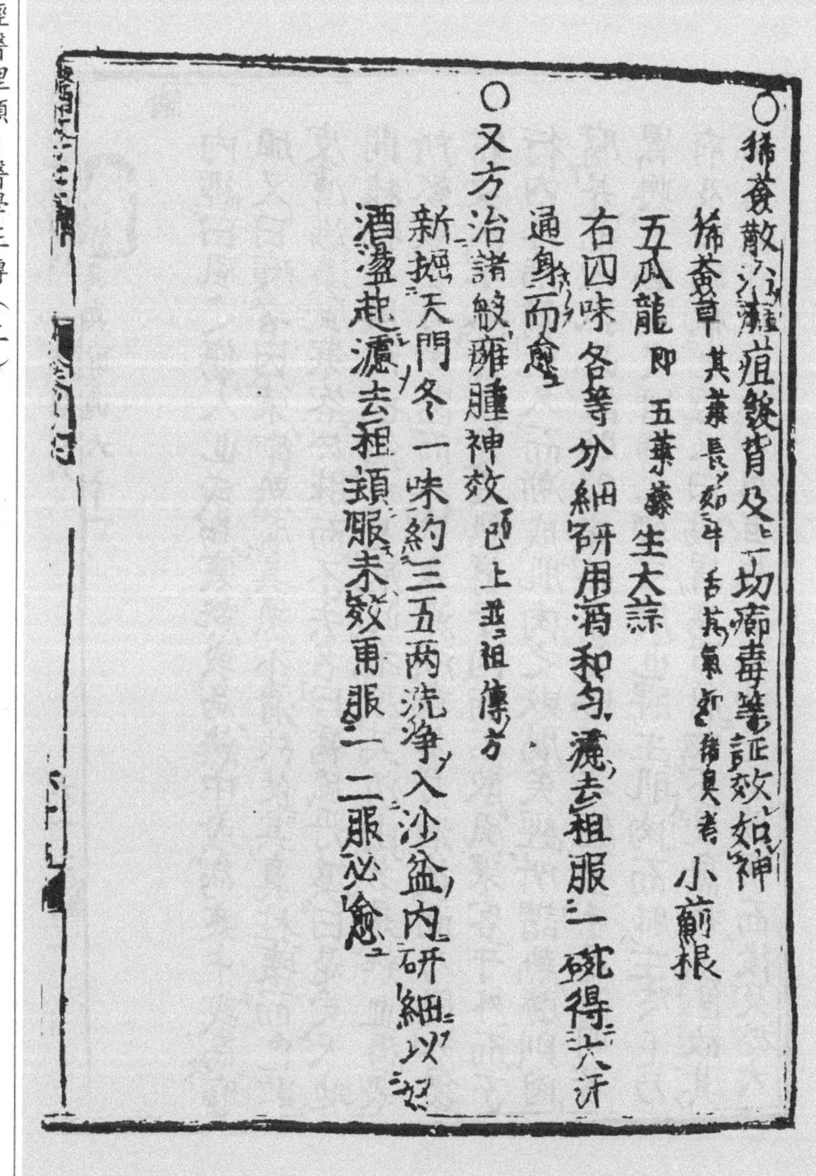

○豨薟散治癰疽發背及一切瘡毒等證效如神

豨薟草 其葉長如牛舌其氣如豬臭者 小薊根

五爪龍 即五葉藤 生大蒜

右四味各等分細研用酒和勻濾去粗服之一碗得汗通身而愈

○又方治諸般癰腫神效 已上並祖傳方

新掘天門冬一味約三五兩洗淨入沙盆內研細以酒盪起濾去粗頓服未效再服一二服必愈

癘風與癩通 六十二

論

內經曰風之傷人也或為寒熱或為熱中或為寒中或為癩風又曰癩者因榮衛熱腐其氣不清故使其鼻柱壞而色敗皮膚瘍潰風寒客於脉而不去名曰癘風丹溪曰是受天地間殺物之風故也然近見病此者原其所由多是熱血得寒所致或夏月勞甚而入寒泉澡浴或冬月酒後而乃踢冰履霜及入水取魚由是濕熱鬱于內而不散風寒客于外而不行內外怫鬱既久而漸成肌肉之敗腐矣經所謂熱勝則肉腐是也大抵此証肺歸重於手足陽明之經蓋手足陽明者胃與大腸主之肺脾二經之府也脾主肌肉而肺主皮毛乃府及於藏病也經又曰腸胃為市無物不受無物不包故其熱毒積于中而形於外耳故治法必先取陽明而後及於大

陰亦本而標之之義也又濕熱甚必生風風甚則生蟲如腐草爲螢之類又治法必先發其蟲瀉其火然後生血涼血袪風導滯降陽升陰皆爲治之急務也治雖多門大畧不越乎此也參者詳之

脉法

脉兩寸浮而緊　或浮而洪　陽脉浮弦陰脉實大

脉浮緩者易治　洪大而數者難愈　沉實者難愈

脉濇者病在上　脉滑者病在下皆爲不治之證也

方法　丹溪方法凡五條

丹溪曰大風病是受天地間殺物之風古人謂之癘風者以其酷烈暴悍可畏耳人得之分在上在下氣受之則在上血受之則在下氣血俱受則在上復在下然皆不外手陽明一經陽明者胃與大腸也無物不受治之者須致意看

其疣瘡與瘡上體先見者多者在上也下體先見者多者在下也在上者以醉仙散取涎血於齒縫中出在下者以通天再造散取惡物虫積於穀道中出後用防風通聖散調之更用三稜針於委中出血夫上下同得者甚重自非醫者神手病者鉄心穿能免此夫從上或從下以漸而來者皆是可治之證人見其病勢之緩多忽之以法治之雖已全愈若不絕味斷慾皆不免再發而終於不救也予治五人矣其不死者惟一婦人因貧甚無物可食耳餘皆三四年後再發孫真人云嘗治四五百人終無一人免於死非真人不能治蓋無一人能守禁忌耳其婦於本病外又服百餘貼加減四物湯半年之上月經行十分安愈

醉仙散須量人大小虛實與之證候重而急者須先以再造散下之候補養得完復與此藥須斷鹽醬醋諸魚椒菓煎

炒燒炙等物止可淡粥及淡煑熟時菜雞茄亦不可食惟烏稍蛇菜花蛇淡酒煑熟食之可以助藥力也

○外科精要為諸瘡立法而不及癘風蓋風為百病之長以其殘害膚體去死不遠一有染此鮮能免者比之瘡瘍治法為難乃不言及夫八方之風起因於八方應其時則物生違其時則殺物人之稟受有殺氣者則感而受之如持盛受物後又因起居飲食男女游戲醉氣一氣積于厥躬脾先受之乃為濕病濕積之久火氣出焉火之氣滋蔓氣濁血汚結其氣（一云血熱凝）不清化生諸虫以次傳歷臟府必死之病而有可生之理其始病者胃氣微傷脾主肌肉流行甚緩傳變以漸或可藉醫藥之功而免謂之必死非惟醫不知藥亦是不能禁慾可哀也夫

○近見粗工用藥佐以大風子油殊不知此藥性熱有燥痰之

功而傷血至于首病将愈而先失明者

○宋洞虛云大風有五五黑色不治餘皆可治虫食肝眉落食肺鼻崩食脾聲啞食心足底穿膝虛腫食腎耳鳴啾啾耳弦生瘡或痒或痛如針刺狀食身則皮痒如虫行自頭面來為順風自足起者為逆風多因感寒熱與疫濁雜氣而成治法先以雷公散即通散下之以稀粥養半月勿妄動作勞後以醉仙散中間或吐或利不必怕怯但愚喉頭面腫吞不得下旋出惡水或齒縫中出臭水血絲或言不得或悶而死難以飲食只以稀粥用管灌入或一旬或半月一月面漸白而安重者又與換肌散

○換肌散治大風年深不愈者以致眉毛脫落鼻梁崩塌服此藥不踰月取効如神

黑花蛇　白花蛇酒浸一宿　黄來者並用　地龍去土各三兩

當歸　細辛　白芷　天麻
蔓荊子　威靈仙　荆芥穗　甘菊花
苦參　紫參　沙參　木賊
不灰木　炙甘草　白蒺藜　天門冬
赤芍藥　定風草（按本草即天麻也今皆用野天麻即益母草未知可否再宜詳之）
何首烏　石菖蒲　胡麻子　草烏頭（去皮尖）
蒼朮（米泔浸去皮）　川芎　木鱉子（各二兩）

右為細末每服五錢溫酒調下酒多為妙

醉仙散

胡麻子　牛蒡子　蔓荊子　枸杞子（四味俱炒紫色）
白蒺藜　苦參　瓜蔞根　防風（各五錢主錙前四味）
（各一兩）

右為細末每一兩半入輕粉一錢拌勻每服一錢茶清

調下晨午夕各一服後五七日先於牙縫内出臭涎渾身疼痛昏悶如醉後利下膿血惡臭屎為效

○通天再造散

欝金半两　皂角刺獨生黑大者去尖　大黄炒各一

白丑頭末六錢半生半炒

右為末每服五錢日未出時以無灰酒調面東服之當日必利下惡物或臭膿或虫如虫口黑色乃是多年赤色乃是近者數日後又進一服無虫積乃止

○愈風丹治癘疾手足麻木毛落眉脱遍身瘡疹皮膚瘙痒爬之成瘡及一切疥癬風疾皆効

苦參一斤研取頭末四两　土桃蛇一條酒浸二三日去骨取肉日乾

烏梢蛇　白花蛇各一條並同上制

右為細末以皂角一斤剉長寸許以無灰酒浸一宿去

酒以新水一碗攪取濃汁去柤銀石器內熬膏和前末
丸如梧桐子大每服六七十丸煎防風通聖散送下粥
飯壓之日三服三日浴以大汗出為應再三日又浴取
大汗三浴乃安浴法見後條
○一法用桃柳桑槐楮五般枝濃煎湯大缸浸坐沒頸一日後
湯如油安矣○本草治惡疾遍身生瘡濃煎蒼耳湯浴浸半
日大效此神方也○又以荊芥穗大黃梔子蔚金地黃杜
仲防風羌活獨活白疾藜等分為細末以大風子油入熟
蜜丸如梧桐子大每服茶清送下四五十丸一日三服須
等戒三五年日誦觀音千萬声以攝其心禁其慾乃安也
○一法以苦參五斤好酒三斗漬一月每服一合日三服常與
不絕覺脾既安細末服之亦良尤治癮疹方出圖經陶隱
居以酒漬飲治惡瘡久服輕身日華子以為殺蟲本草除

伏熱養肝膽氣子常以蒼耳葉為君以此物為佐更以酒煑烏蠡魚代補之或缺研細糊丸如梧桐子大每服五六十丸加至七八十丸熱茶清送下日三服一二月而安若入紫萍尤捷紫萍多水蛭須寒月於山沼取之淨洗去泥晷蒸透乾用

○

一法治手指彎曲節間痛甚漸至斷落用萆麻子去殼黃連剉如豌豆大各一兩水一升小瓶浸春夏三日秋冬五日取萆麻子破平旦時面東以浸藥水服一粒漸加至四五粒微利不妨忌猪肉魚腥宜茹淡異獲神効

已上皆冊後法○一法先服加減通聖散大瀉惡毒穢積又用三稜針看肉黑處及委中紫脉刺出死血不可令出太過恐損真氣後服神仙紫花丸

防風五錢　連翹三錢　川芎五錢　白芍藥三錢

當歸三錢酒浸洗　薄荷二錢　荊芥穗五錢　麻黃三錢去節湯泡
梔子三錢去殼　桔梗五錢　枳殼去穰麩炒　石膏各五錢
甘草三錢　滑石三錢　黃芩三錢去根　柴胡五錢
黃連五錢　黃柏三錢　生地黃三錢半酒　羌活五錢
熟地黃三錢半酒洗　錦大黃一兩　芒硝一兩
皂角刺一兩俟生者去尖

右細切，分八服，每服用水一碗半，煎至一碗，空心服。日進二服，五六日後又進二服，待補養完，又行二次，然後服後丸藥。

外錄驗方試○神仙紫花丸，治癘風及諸般惡瘡風瘡，其効如神。但要藥真，無有不效者。輕者一料可愈，重者二三料除根。

白花蛇一具，出蘄黃州黑質白紋，龍頭虎口，背上二十四箇方勝花，尾尖有一佛指甲，新鮮者佳，蛇當者不堪用。去頭尾各四五寸許，一兩為率，連皮骨用一兩半

何首烏　荊芥穗　威灵仙各四錢　麻黄連根節一錢

胡麻子一錢　蛇床子二錢

右六味細切，同蛇用無灰酒一大碗浸一宿，去蛇皮肉骨，通晒乾，仍還原酒內再浸再晒，酒盡為度，待晒極乾，共為細末，另包

木香　沉香各半二錢　人參一兩　當歸七錢半

明胡天麻　猪牙皂角各五錢　射香一錢半 塞鼻聲重者

倍之　乳香　沒藥各一錢　明雄黄

辰砂各五分，大塊者佳　肉荳蔻煨一枚　定風草即天麻二錢半

還瞳子即草決明一兩

右射至辰砂五味各另研極細，不見火，其餘草木味亦另研細，羅過，連前五味和勻，另包

防風去芦　羗活　甘草　細辛

川芎　獨活　蒼术米泔浸一宿　枇杷葉去毛焙乾

白芍藥　白蒺藜　金銀花　五加皮

香白芷　苦參各五錢　胡麻子　白附子米泔浸炮

麻黄　川牛膝　草烏頭米泔浸炮　川烏米泔浸炮

石菖蒲各二錢半

右為細末另包

總合法治用大風子三斤新鮮者佳發油黄色者不堪用去殼以磁礶一箇盛之少入無灰酒以皮紙竹箬重重包口勿令泄氣頻滚湯中勿令落入罐口外以物蓋鍋口密封固文武火蒸候黑爛為度拃無查滓成油分作三分每一分入第二號藥八錢重第一號藥六錢重第三號藥一兩五錢重和勻加糯米飯搗極膠粘如梧桐子大晒乾勿見火每服三十丸漸加至五六十丸鷄鳴時午時臨卧時各一服茶清送下忌房

劳醎酸酒醋糟淹猪羊雞馬驢肉魚腥煎煿水菓五辛姜椒大料辛辣熱物蕎麥蒜豈之類若不忌口斷慾則藥無功雖愈再發其余內未病愈後一年可食但猪羊雞肉終身用忌此法乃治癩之神方也不可輕忽

跌傷方法

丹溪

○治跌撲損傷用蘇木以活血黃連以降火白术以和中童便煎為妙在下者可下瘀血但先須補托在上者宜飲韭汁或和粥吃切不可飲冷水蓋血得寒則凝但一絲血入心即死

丹溪

骨損者用古文錢五分醋浸乳香沒藥各一錢酒研服或用接骨散

○元戎接骨丹

沒藥　乳香　當歸　川椒

自然銅（醋淬火煅）　赤芍藥　骨碎補（酒炙）　敗龜板（酥炙）

虎脛骨　白芷　千金藤（即郁李仁）已上各等分

右為細末，化蠟五錢，丸如弾子大，每服一丸，好酒半升化開，煎用向東南柳枝攪散，熱服。○一方加龍骨、川芎。

丹溪○凡治損傷，妙在補氣血，俗工不知，惟在速効，多用自然銅以接骨，然此藥必煅煉方可服，新出火者，其火毒與金毒相扇，挾香熱藥毒，雖有接骨之功，其燥散之禍甚於刀劍，戒之戒之。

○治金瘡，急以石灰厚傅裹之，如瘡深不宜速合者，加滑石末付之。

○又方，老松木皮為末付之。

○凡跌撲損傷，腹痛者，知有瘀血，用桃仁承氣湯加蘇木、紅花下之。

東垣○當歸導滯湯治跌撲損傷瘀滞不行等証

大黄　當歸在上用頭在中用身在下用尾通身痛者全用酒浸洗焙乾

右細切等分每服一两重酒煎服

大全○雞鳴散治從高墜下及木石所壓一切損傷瘀血凝積痛不可忍並以此藥推陳致新

大黄一两　杏仁二十一粒去皮尖另研

右研為末酒大碗煎七分濾去柤雞鳴時服至曉必取下瘀血即愈愚按此方用杏仁而不用桃仁者蓋跌乃血入氣分故用杏仁以行氣中之血矣

河間○没藥乳香散治跌撲損傷痛不可忍

白术炒五两　當歸焙　甘草炙　白芷

没藥各另研一两半　肉桂去麁皮　乳香各另研一两

右為末和匀再研極細每服二錢温酒調下

外科驗方○杖丹膏藥方治受杖責後如死血壅腫宜先刺出惡血然後

以此膏貼之三四日平復或早失調理成癰者貼之即散
及治諸般癰疽瘡癤毒已潰未潰貼之無不神效

甘草　肉桂　蛇蛻　蟬蛻
露蜂房　連翹　白芷　白芨
白歛　白朮　蒼朮　人參
玄參　苦參　芍藥　南星
升麻　厚朴　梔子　百合
金銀花　天花粉　川歸　川芎
穿山甲（炒脆另研）　羌活　獨活　黃連
黃芩　黃柏　大黃　生地黃
紅花　蘇木　柴胡　鱉甲（醋炙）
青木香　何首烏　防風　荊芥穗
藿香　雲母石　花蕊石各一
亂髮（壯年無病男子者既）

乾蟾一隻即風雞　鳳凰胎一隻即殻中不轉頭雞黄也陰乾用

桃柳桑枝各五莖

右各細切用香油六斤重浸藥三五日入鍋内熬色去柤入黄丹三斤別用槐柳枝不住手攪膏成候温入後藥末

乳香　沒藥　龍骨各一兩　輕粉

血竭一兩　射香二錢

右攪匀磁器收貯臨期看瘡大小攤貼

○沒藥散治刀箭傷止血住痛

定粉　風化石灰各一兩　枯白礬二錢另研

乳香五分另研　沒藥一字另研

右各研為細末同和匀再研乾摻之

論

內經曰風者百病之始也清淨則腠理閉拒雖有大風苛毒而弗能為害也若夫破傷風證因事擊破皮肉往往視為尋常殊不知風邪乘虛而客襲之漸而變為惡候又諸瘡久不合口風邪亦能內襲或用湯淋洗或用艾焚灸其湯火之毒氣亦與破傷風邪無異其為證也皆能傳播經絡燒爍真氣是以寒熱間作甚則口噤目斜身體強直如角弓反張之狀死在旦夕誠可哀憫治之之法當同傷寒處治因其有在表在裏半表半裏三者之不同故不離乎汗下和三法也是故在表者汗之在裏者下之在表裏之間者宜和解之又不可過其法也閭閻野人多不識此證殺人之易早不求醫治療而袖手待斃哀哉

脉法

表脉浮而無力太陽也　脉長有力陽明也

脉浮而弦小者少陽也

河間曰太陽宜汗陽明宜下少陽宜和鮮者能明此三法而治不中病者未之有也　愚按河間先生論破傷風証詳明甚矣何其但云三陽而不及於三陰蓋風邪在於三陽之經便宜按法早治而愈若待傳入三陰其證已危或腹滿自利口燥咽乾舌卷卵縮皆無可生之證故畧而弗論也

方法

丹溪曰破傷風同傷寒壞証治看在何經而用本經藥驅逐之誤則殺人劉河間有法有方宜選而用之

河間○羌活防風湯治破傷風邪初傳在表

羌活　防風　川芎　藁本

當歸　芍藥各一錢　甘草　地榆

細辛各五分

右細切作一服水一盞半煎至一盞去粗熱服不拘時候量緊慢加減用之熱則加大黄一錢大便秘只加大黄五分緩緩令通

河間〇白术防風湯治服前藥太過令自汗者宜服此藥

白术一錢　防風二錢　黄芪一錢五分

右細切作一服水一盞半煎至一盞温服不拘時藏府和而有自汗可用此藥破傷風藏府秘小便赤自汗不止者因服熱藥汗出不休者故知無寒也宜速下之先用小芎黄湯二三服後用大芎黄湯下之

河間〇小芎黄湯

川芎二錢　黄芩一錢五分　甘草五分

右細切作一服水一盞半煎至一盞温服不拘時候三

服即止再用後藥

河間○大芎黃湯

川芎一錢　羌活　黃芩　大黃各一錢五

右細切作一服水一盞温服宜和為度

河間○發表雄黃散

雄黃一錢　防風二錢　草烏一錢

右為細末每服一字温酒調下裏和至愈可服裏表和

不可服

河間○大蜈蚣散

蜈蚣黄赤足各一條　江鰾五錢即魚膠炒

左蟠龍五錢炒烟尽為度即野鴿糞

右為細末每服一錢清酒調下治法依前用裏和至愈

可服但有裏証不可服次當下之用蜈蚣散四錢巴豆

霍半錢飯丸如菉豆大每服一丸漸加至六七丸清酒調蜈蚣散少許送下宜利為度內外風去可服羌活湯緩緩而治不拘時候服之羌活湯者治半在表半在裏之藥也

○大羌活湯

羌活　菊花　麻黃　川芎

石膏　防風　前胡　黃芩

細辛　甘草　枳殼　白茯苓

蔓荊子各四分　薄荷　白芷各二分

右細切作一服入生姜五片水一盞半煎至一盞稍熱服不拘時日進二服

河間○防風湯治破傷風同傷寒表証未傳入裏宜服此藥

防風　羌活　獨活　川芎各一錢二分

右細切作一服水一盞半煎至一盞温服

○小蜈蚣散

蜈蚣黄赤足各一條　江鰾三錢

右為細末用防風湯調下如前藥解表不已竟轉入裏當服左龍丸漸漸看大便硬軟加巴豆霜服之

河間 ○左龍丸

左蟠龍五錢炒　白殭蚕五錢炒　江鰾半兩炒　雄黄一錢

右同為細末飯丸如梧桐子大每服十五丸温酒下加裏証不已當於左龍丸末一半内入巴豆霜半錢飯丸如梧桐子大每服一丸漸加至以利為度若利後更服後藥若搐痓不已亦宜服後藥羌活湯也

河間 ○小羌活湯

羌活　獨活　防風　地榆各一錢二

右細切作一服水一盞半煎至一盞温服如有熱加黄芩有痰加半夏若病日久氣血漸虚邪氣入胃全在養血爲度

河間○養血當歸地黄湯

當歸　地黄　芍藥　川芎

藁本　防風　白芷各一錢　細辛半錢

右細切作一服水一盞半煎至一盞服

河間○雄黄散治表藥

南星三錢　半夏五錢　天麻五錢　雄黄二錢半

右爲細末每服一錢温酒調下如有涎於此藥中加大黄爲下藥

河間○地榆防風散治破傷風中風半在表半在裏頭微汗身無汗不可發汗宜以表裏治之

地榆　防風　地丁香　馬齒莧各等分

右為細末，每服三錢，溫米飲調下，又治筋攣手足搐搦。

○白术湯　治破傷風大汗不止。

白术　葛根各二錢　升麻　黄芩各三分

芍藥四錢　甘草五分

右細切，作一服，水一盞半，煎至一盞，溫服，不拘時候。

河間○江鰾丸　治破傷風驚而發搐，臟府秘澁，知病在裏，宜以此藥下之。

江鰾半兩，剉，炒　野鴿糞半兩，炒　雄黄一錢　白殭蚕半兩，炒

蜈蚣一對，黄赤足　天麻半錢

右為細末，分作三分，用二分以燒飯為丸，如梧桐子大，硃砂為衣；用一分入巴豆霜一錢，同和，亦以燒飯為丸，如梧桐子大，不用硃砂為衣。每服以前硃砂衣丸子二

十丸已壹稍丸一丸第二服一丸加至利為度再来服一

硃砂衣丸子病愈止藥

○祖傳經驗秘方治初破傷風發熱紅腫風邪將欲傳播經絡而未入深者服驗

杏仁去皮研細　飛白麪各等分

右以二味和勻用新汲水調和如膏付傷處腫消熱退

○一方治破傷風發熱用蟬蛻炒研細酒調一錢匕服效

○安文隙球四兄因鬪毆眉稜骨被打破得破傷風頭面大腫發熱予適在彼家以九味羌活湯服取汗外用杏仁搗爛入白麪少許新汲水調付瘡上腫消熱退而愈後以此法治若干人皆驗

○附翻花瘡一名翻花瘡名廣東瘡

川芎　天花粉各錢五　輕粉二錢五　雄黃　辰砂各一錢分半

射香五分　右為細末，蒸餅爲丸，如菉豆大。每服八分，溫酒下，日三服。

一方無川芎，天花粉二味，亦效。

醫學正傳卷之六終